转移性卵巢肿瘤的诊治

ZHUANYIXING LUANCHAO ZHONGLIU DE ZHENZHI

陈姗 郭苑莉 ◎ 主编

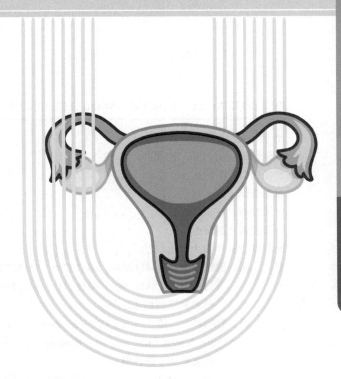

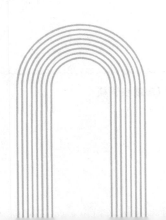

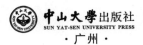

中山大学出版社
·广州·

版权所有　翻印必究

图书在版编目（CIP）数据

转移性卵巢肿瘤的诊治／陈姗，郭苑莉主编. -- 广州：中山大学出版社，2025.4.
ISBN 978-7-306-08303-6
Ⅰ. R737.31
中国国家版本馆 CIP 数据核字第 2024A6R028 号

ZHUANYIXING LUANCHAO ZHONGLIU DE ZHENZHI

出 版 人：	王天琪
策划编辑：	吴茜雅　谢贞静
责任编辑：	吴茜雅
封面设计：	周美玲
责任校对：	林 峥
责任技编：	靳晓虹
出版发行：	中山大学出版社
电　　话：	编辑部 020-84113349，84110776，84110283，84111997，84110779
	发行部 020-84111998，84111981，84111160
地　　址：	广州市新港西路 135 号
邮　　编：	510275　传　真：020-84036565
网　　址：	http://www.zsup.com.cn　E-mail：zdcbs@mail.sysu.edu.cn
印 刷 者：	广东虎彩云印刷有限公司
规　　格：	787mm×1092mm　1/16　9.75 印张　210 千字
版次印次：	2025 年 4 月第 1 版　2025 年 4 月第 1 次印刷
定　　价：	45.00 元

如发现本书因印装质量影响阅读，请与出版社发行部联系调换

编委会

主　编　陈　姗（中山大学附属第六医院）
　　　　　郭苑莉（广东药科大学附属第一医院）
副主编　戴仕芬（梅州市人民医院）
　　　　　魏伟锋（梅州东山医院）
编　委（按姓氏笔画排序）
　　　　　罗丹丹（梅州市人民医院）
　　　　　郑小敏（广东省人民医院）
　　　　　温济中（梅州市人民医院）

前　言

当前，我国恶性肿瘤的发病率较高，且发病率有不断上升的趋势。但目前在国内，对转移性卵巢肿瘤的基础诊断的系统介绍及其治疗的工具书较少。据此，编者查阅和参考了大量相关转移性卵巢肿瘤的国内资料，并结合长期的临床工作经验，对转移性卵巢肿瘤进行分析和总结。本书第一章至第四章对转移性卵巢肿瘤进行了概述，介绍了原发肿瘤病理特点，分子机制，检查、诊断与治疗。第五章至第十二章详细介绍了胃癌、结直肠癌、小肠肿瘤、胰腺肿瘤、肾细胞癌、骨肿瘤、乳腺癌、女性生殖系统肿瘤引起的转移性卵巢肿瘤的特点。此外，本书还介绍了编者在实际工作中积累的经验和体会，强调临床与理论相结合。

本书内容简明扼要且实用，附有典型案例，有较高的参考价值，可供广大医护工作者和医学生参考和借鉴。

由于时间仓促及精力有限，书中错漏在所难免，望读者斧正。

陈　姗

2023 年 1 月 4 日

目　录

第一章　概述 ·· 1

第二章　转移性卵巢肿瘤原发肿瘤的病理特点 ·· 16

第三章　转移性卵巢肿瘤的分子机制 ·· 30

第四章　转移性卵巢肿瘤的检查、诊断与治疗 ··· 46

第五章　胃癌卵巢转移 ··· 80

第六章　结直肠癌卵巢转移 ·· 89

第七章　小肠肿瘤卵巢转移 ·· 103

第八章　胰腺肿瘤卵巢转移 ·· 105

第九章　肾细胞癌卵巢转移 ·· 112

第十章　骨肿瘤卵巢转移 ·· 124

第十一章　乳腺癌卵巢转移 ·· 129

第十二章　女性生殖系统肿瘤卵巢转移 ·· 134

参考文献 ·· 141

第一章 概 述

转移性卵巢肿瘤，又称继发性卵巢癌，是指其他部位的恶性肿瘤转移到卵巢而形成的肿瘤。卵巢是其他脏器恶性肿瘤转移的常见部位。卵巢转移性肿瘤约占卵巢恶性肿瘤的10%～25%。据统计，在全身各部位发生的恶性肿瘤中，以消化道及盆腔来源的恶性肿瘤转移到卵巢较为常见，如来源于胃、小肠、结肠、直肠、胆囊、胰腺等部位的恶性肿瘤；而甲状腺、乳腺、眼、鼻咽部、肺、肾脏及肾上腺等部位的恶性肿瘤转移至卵巢的也不少见。

第一节 转移性卵巢肿瘤的流行病学

肿瘤的转移（metastasis），是指恶性肿瘤细胞脱离原来的部位，通过血液循环或淋巴系统等路径直接扩散到身体的其他部位继续生长，形成同样性质的新病灶。此新病灶称为"继发灶"或"转移灶"，而原来的肿瘤称为"原发灶"。转移是良性肿瘤与恶性肿瘤的主要区别之一。肿瘤患者的死亡多是由局部复发和远处转移所致。随着手术技术的进步及放射治疗技术的提高，肿瘤患者手术后的局部复发率逐渐降低，而远处转移则成为肿瘤患者死亡的主要原因。

患者恶性肿瘤发生卵巢转移的概率很高。转移性卵巢肿瘤多发生于绝经期前的妇女，可能原因是处于生殖期女性的卵巢生理功能比较活跃、血液和淋巴供应丰富，并且处于生殖期的女性在排卵时卵巢表面有破裂口，破裂处利于肿瘤细胞的转移和生长。Tada-Hashimoto等报道，转移性卵巢肿瘤占卵巢癌的10%～30%，其中，胃肠道肿瘤转移至卵巢，引起转移性卵巢肿瘤的占36%（胃癌占23%，结肠癌占11%，其他占2%）。Taylor等报道，转移性卵巢肿瘤的原发肿瘤来源于胃肠道的占74%（胃61%、结肠13%）。在国内，转移性卵巢肿瘤占卵巢肿瘤的8.1%～12.6%。在国内，引起转移性卵巢肿瘤的原发病灶（前三位）分别位于消化道（67.0%）、生殖道（8.1%）和乳腺（2.6%）；在国外，其分别位于乳腺（33.3%）、生殖道（37.5%）和消化道（20.8%）。

肿瘤转移至卵巢的常见途径有4种：血行转移、种植转移、淋巴结转移和直接侵犯。血行转移是其主要的转移途径，腹腔内肿瘤卵巢转移发生率高与此有关。

在诊断方面，因源于胃肠道的转移性卵巢肿瘤的症状和体征无特征性表现，故手术前容易误诊。对于年龄小于40岁，B超检查提示有盆腔包块，尤其为双侧盆腔包块合并腹腔积液者，考虑为卵巢肿瘤，为明确诊断，要常规行胃镜、肠镜检查，并要检查肿瘤标记物，排除胃肠道恶性肿瘤引起的转移性卵巢肿瘤。

近年来，随着国内恶性肿瘤发病率的急剧增加，转移性卵巢肿瘤的发病率也迅速增加。

目前，对于转移性卵巢肿瘤还没有明确的分类方法。我们借助于国际上对结直肠癌卵巢转移通用的分类方法，将转移性卵巢肿瘤分为同时性卵巢转移和异时性卵巢转移。同时性卵巢转移是指原发肿瘤在确诊时发现的卵巢转移或原发肿瘤行根治性切除术后6个月内发生的卵巢转移；原发肿瘤行根治性切除术6个月后发生的卵巢转移称为异时性卵巢转移。但也有部分学者将这个时间界定为4个月或12个月。还有其他的分类方法，如根据有无临床症状分为有症状转移性卵巢肿瘤和无症状转移性卵巢肿瘤。临床工作中，需要根据临床需要及关注点的不同综合判断，予以分类。

转移性卵巢肿瘤经常呈多个，体积较大，散在分布，结节中央多发生坏死、出血，包膜下的转移灶可形成"脐凹"。

恶性肿瘤卵巢转移多数确诊较晚，预后较差，患者大多于治疗后1年内死亡。以结直肠癌为例，结直肠癌同时性卵巢转移不接受任何治疗患者的中位生存时间小于1年。据研究报道，结直肠癌卵巢转移切除术后，同时性卵巢转移者1、3、5年的生存率分别为60%、40%、20%；异时性卵巢转移者1、3、5年的生存率分别为77.9%、57.9%、26.3%，中位生存时间小于3年。统计发现，未经治疗的结直肠癌卵巢转移患者的预后较差：同时性卵巢转移者1年的生存率为19.7%，2年和5年的生存率分别为9.4%和0.8%，而无卵巢转移的结直肠癌患者1年、2年及5年的生存率分别为69.7%、57.8%和39.0%。

肿瘤转移是一个连续的、多步骤的且极为复杂的过程，很多肿瘤可向特定器官、组织转移，因此早发现、早治疗是防治转移性卵巢肿瘤的关键。在过去，转移性卵巢肿瘤被认为不可能治愈且是无治疗希望的疾病，医生往往束手无策，患者只能放弃治疗。随着诊断和治疗技术的进步以及多学科序贯综合治疗的发展，一些转移性卵巢肿瘤患者通过治疗获得了延长生命的满意疗效，甚至达到了治愈的理想效果。目前，转移性卵巢肿瘤主要治疗方法为手术、放疗和化疗，也有内分泌及免疫治疗；在手术治疗方式的选择上，没有固定的模式。患者一般情况允许的前提下，同时性转移者，如果原发灶可切除，应尽可能切除原发灶和盆腹腔转移灶；异时性转移者，则行转移灶的切除，残余肿瘤直径尽可能不超过2 cm。也有学者认为，即使患者合并卵巢外转移，只要能同时切除或者经辅助放射治疗、化学治疗或新辅助放射治疗、化学治疗等方法证实或者预计可以控制者，切除术可以使患者受益。由此可见，在确保手术安全性的基础上，转移性卵巢肿瘤切除的手术指征有扩大的趋势。

第二节　转移性卵巢肿瘤的发病机制

肿瘤的转移过程受多种因素影响，各种因素又相互制约。在各种复杂的因素中，如果缺少某一种因素，即可阻止肿瘤细胞发生转移。肿瘤细胞发生转移必须具备一系列潜在的、使宿主体内平衡机制发生改变的因素，这种改变平衡机制的相互作用的因素，使得不同肿瘤的转移能力不同，即便是同种类型的肿瘤也有不同的转移能力。

肿瘤的转移与肿瘤细胞本身的生物学特性有关。一些肿瘤（如头、颈部肿瘤）进展以局部浸润和复发为主，较少出现转移；而另一些肿瘤（如小细胞肺癌、骨肉瘤等）极易发生转移。肿瘤的类型不同，转移的途径亦不同。一般来说，恶性肿瘤多发生淋巴道转移，而肉瘤以血行转移多见。此外，在临床上还看到，某些肿瘤容易向特定器官转移，如神经母细胞瘤容易发生卵巢及肾上腺转移，前列腺癌及甲状腺癌容易发生骨转移。

肿瘤发生转移的基本步骤是相似的，主要包括以下10个方面：

（1）原发肿瘤形成后，肿瘤细胞逐渐分化增生，其最初生长所消耗的营养通过组织的弥散功能提供。

（2）当原发肿瘤直径大于1 mm时，即有新生血管生成，此时，肿瘤细胞合成和分泌不同的促进或抑制血管生成的小分子物质，以便在机体组织内形成毛细血管网。

（3）在黏附分子的调节下，一些肿瘤细胞的能动性增强，使得肿瘤细胞从原发部位分离、脱落；另一些肿瘤细胞可以突破组织基底膜发生转移。由于肿瘤细胞穿过毛细血管、小静脉血管及淋巴管等管壁时仅受到较小的阻力，因此，肿瘤细胞穿过以上管壁进入血液循环是转移最常见的途径。

（4）单一的肿瘤细胞或细胞聚集体的脱落和栓塞。

（5）进入血液循环的肿瘤细胞大部分被迅速破坏，一旦肿瘤细胞在循环中幸存，它们将会有进一步的生物学行为。

（6）肿瘤细胞通过黏附于毛细血管内皮细胞或暴露于内皮下的基底膜，在远处器官的毛细血管床中滞留。

（7）肿瘤细胞可在血管腔内增殖。大部分肿瘤细胞通过类似浸润的机制侵入器官实质内。

（8）具有合适的细胞表面受体的肿瘤细胞，对旁分泌生长因子有反应，因而可以在器官实质内不断增殖。

（9）肿瘤细胞必须逃避宿主特异性和非特异性免疫反应防御机制对其的破坏。

（10）当转移瘤的直径大于1 mm时，瘤体组织内即产生血管网络。转移瘤本身也可以出现转移现象，即转移瘤还可以产生新的转移瘤。

肿瘤转移是一个十分复杂的过程，我们对转移的机制尚未完全明确。过去对肿瘤转移的机制多从生物学行为和生化特征的改变去探讨。近年来、随着生命科学的发展，特别是遗传学及分子生物学理论与技术的突飞猛进，人们发现肿瘤转移具有一定的遗传物质基础，同时还受基因转录及其表达水平的调控，但其最根本的机制还有待进一步的研究。

一、癌基因、抑癌基因与肿瘤转移

肿瘤转移涉及一系列基因的变化，包括肿瘤细胞从原发灶进入血管和淋巴管，通过黏附于内皮细胞，并且在适当的部位驻留形成转移灶的过程。肿瘤的转移受多种基因的调控。目前，研究发现了许多与肿瘤转移相关的基因，包括 MTS1、NM23、MTA1、WD-NM 等。另外，还发现 RAS 和 MYC 基因家族和突变型的 TP53 基因的异常表达与肿瘤的转移也有一定的相关性。

MTS1 是从鼠乳腺肉瘤细胞株中发现的一种与肿瘤转移密切相关的基因，其在发生转移的肿瘤细胞中高表达，而在未转移的肿瘤细胞中不表达，因而称为转移基因 MTS1。人类的 MTS1 基因与鼠的非常相似，两者编码的蛋白仅有 7 个氨基酸的不同。研究发现，MTS1 蛋白可能通过 S100 蛋白家族中的 Ca^{2+} 结合蛋白起作用。Ca^{2+} 结合蛋白在细胞的生长及分化中起着重要作用，MTS1 基因产物与 Ca^{2+} 结合蛋白家族中的 S100B 的氨基酸序列有 55% 的同源性，两者对细胞的微管聚合具有抑制作用。研究发现，表达 MTS1 基因的正常组织都具有迁移性，提示与细胞运动相关的某基因的表达可能在肿瘤细胞转移过程中起重要作用。

MAT1 基因是在研究不同转移潜能的鼠乳腺癌细胞株时，通过差异杂交技术分离并克隆的。MAT1 的 mRNA 在鼠的多种正常器官（包括心、肺、肾、卵巢）中均有低水平表达，而在睾丸中高水平表达，这提示 MAT1 基因是实现机体生理功能所必需。MTA1 蛋白由 703 个氨基酸组成，具有明显亲水性，不具有 N 末端信号序列，也不具有跨膜或者膜相关的区域，既不是细胞表面蛋白亦不是分泌蛋白。MTA1 蛋白具有 2 个酪氨酸激酶、9 个蛋白激酶 C、7 个酪氨酸激酶 II 磷酸化位点，以及 4 个 N - 糖基化位点和富含脯氨酸的 sreH3 结合位点。MTA1 蛋白可通过影响不同信号转导通路来发挥作用。在人乳腺癌细胞株中，MAT1 基因在具有转移性的 MCF-7/LCC1 中高表达；在食管癌患者中，MAT1 基因的表达同肿瘤的转移正相关，MAT1 基因过表达患者的肿瘤淋巴结转移率较高，而与患者的年龄、肿瘤位置无关；在 MAT1 基因过表达的结直肠癌患者中，Dukes 分期较晚，淋巴结受累较多见；在 MAT1 基因过表达的胃癌患者更多出现浆膜浸润、淋巴结转移及血管受累症状。

TP53 基因是许多恶性肿瘤中十分常见的共同损伤基因靶位，当野生型 TP53 基因发生突变时，其纯合子或杂合子失去对细胞生长的抑制作用而导致细胞癌变。有研究表明，17p 等位基因丢失伴野生型 TP53 基因突变是最常见的致癌模式。

C-MYC 作为 MYC 原癌基因家族成员，属于核蛋白类，能在细胞核内产生转化蛋白，对正常细胞的生长和分化起重要作用。C-MYC 基因的表达调控受到从转录到翻译的各阶段的调节，影响任何一个环节都可以导致 C-MYC 蛋白增多，其过表达同肿瘤发生相关。

RAS 原癌基因家族首先发现于大鼠肉瘤细胞中，其也常见于人类各种肿瘤中。ras 原癌基因家族所编码的蛋白质高度相似，具有鸟苷酸结合能力及 GTP 酶活性，能将 GTP 水解为 GDP。RAS 基因可通过突变、扩增及过表达影响 p21 蛋白，使其构象发生改变而导致其活化，最终引起细胞恶变。ras 基因最常见的改变是编码区的错义突变。

肿瘤转移抑制基因 NM23 是一个多功能基因，参与了包括细胞运动与黏附、生长与分化以及细胞周期调控在内的多个生理过程，其家族共有 9 个成员，其转移抑制功能主要由 NM23-H1 和 NM23-H2 体现。研究表明，NM23-H1 和 NM23-H2 基因的表达水平与多种肿瘤的转移行为和预后相关。在卵巢癌、乳腺癌、黑色素瘤中，NM23-H1 的 mRNA 水平与肿瘤的侵袭和转移呈负相关。在恶性血液肿瘤和成神经细胞瘤中，NM23-H1 基因的上调会抑制细胞分化，促进肿瘤增殖和浸润。NM23-H2 是 C-MYC 和血小板衍生生长因子的转录调节因子，与细胞生长调节相关。在前列腺癌中，NM23-H2 mRNA 水平可能与组织分化相关。NM23 对某些实体肿瘤的转移抑制作用明显，但具体机制仍有待进一步研究。目前研究发现，NM23 表达的变化可能会影响细胞微管的聚合与解聚，从而影响微管的组装，形成非整倍体细胞，进而促进肿瘤的发展；另有一些研究发现，NM23 蛋白可以与核酸相互作用，影响下游 C-MYC 等癌基因的调控；此外，NM23 基因可以与 TP53、EB 病毒核抗原 3C 基质金属蛋白酶等多种癌基因及抑癌基因相互作用，从而发挥抑制转移的作用。

二、细胞黏附分子与肿瘤转移

恶性肿瘤的浸润和转移是非随机性的高选择性过程，涉及肿瘤细胞之间以及肿瘤细胞与宿主之间的一系列复杂的相互作用。肿瘤细胞能够浸润和转移到远处，黏附是其前提与关键步骤。有学者对肿瘤细胞的浸润与转移提出了三步假说，即黏附、降解与迁移。首先，肿瘤细胞脱离原发灶黏附在细胞外基质（extracellular matrix，ECM）结构上；其次，降解细胞外基质；最后，通过降解的基质进行移动。黏附作用是由肿瘤细胞表面细胞外基质糖蛋白成分的特异性受体来介导的。这些特异性受体主要是一些细胞黏附分子（cell adhesion molecule，CAM），其在各种生理和病理生理过程中均发挥重要作用，如介导细胞间、细胞与细胞外基质及某些血浆蛋白间的识别和结合，并参与肿瘤细胞内外信息的传递。细胞黏附分子（CAM）可以介导肿瘤细胞与正常细胞之间的黏附，参与肿瘤细胞之间，肿瘤细胞与血管内皮细胞、淋巴细胞、器官实质细胞及其他细胞之间的相互作用。黏附在肿瘤细胞的浸润中发挥着双重作用：一方面，肿瘤细胞必须先从其黏附的原发灶脱离才能够浸润；另一方面，肿瘤细胞借助黏附才可以迁移。肿瘤细胞从连续的黏附接触和黏附解除中获得迁移的牵引力，因而黏附和去黏附过程是浸润与转移的首要过程。

根据细胞黏附分子（CAM）的结构与功能，可将其分为钙黏蛋白（cadherin）、整合素（integrin）、免疫球蛋白超家族（immunoglobulin superfamily，IgSF）、选择素（selectin）与其他黏附分子等。

钙黏蛋白是种跨膜糖蛋白，通过钙依赖的同种亲和性细胞间的黏附参与建立和维持细胞间的连接，其主要功能是介导与细胞骨架系统的连接，并通过细胞质的连环素（catenin）形成复合物，从而与细胞内的微丝结合。钙黏蛋白包括典型性钙黏蛋白（C-cad）和非典型性钙黏蛋白（No-cad）。C-cad 又包括 E-钙黏蛋白（E-cad）、N-钙黏蛋白（N-cad）、P-钙黏蛋白（P-cad）及血管内皮蛋白（VE-cad）。E-cad 主要分布于上皮组织，能够介导 Ca^{2+} 依赖性的细胞间黏附，其在细胞膜外的基序结构决定了其结合的特异性，依赖该结构域之间的相互作用，相邻的同种上皮黏附在一起。E-cad 在细胞膜内的结构域结合 β-连环素（β-catenins）形成复合物，β-连环素和肌动蛋白细胞骨架促进细胞之间的黏附。E-cad 的改变可以使上皮细胞由无浸润性变为有浸润性。肿瘤细胞中，E-cad 转变成为 N-cad，这在浸润过程中有助于肿瘤细胞结合到基质上。肿瘤细胞还可以通过转录抑制、启动子区域甲基化、阻断细胞骨架的连接、降解细胞内结构域、基质金属蛋白酶（matrix metalloproteinase，MMP）水解细胞外结构域等一系列作用抑制 E-cad 的表达。

整合素是由 α、β 两个非共价结合糖蛋白亚基组成的异二聚体膜表面蛋白黏附分子。人的整合素是由 24 种 α 亚基和 9 种 β 亚基组成的异二聚体。整合素激活细胞内信号通路是依靠细胞内一种酪氨酸蛋白激酶黏着斑激酶（focal adhesion kinase，FAK）起作用。目前研究发现，整合素与肿瘤的发生、发展和转移有密切的关系。整合素的组成种类较多，研究较为复杂，并且与多种肿瘤的增殖、转移有关。近年来研究发现，整合素可以通过影响肿瘤细胞与基膜、细胞间的黏附和信号转导，在肿瘤转移过程中发挥重要作用。

白介素-1α（interleukin-1α，IL-1α）可上调整合素 α9 的表达，进而激活尿激酶型纤溶酶原激活物（urokinase-type plasminogen activator，uPA）及其受体（uPA recepter，uPAR），细胞外调节蛋白激酶（extracellular signal-regulated kinase，ERK）和 RAS 等下游信号通路，从而促进肿瘤的生长及转移。卵巢癌患者肿瘤组织及卵巢癌细胞株中均有许多不同的整合素表达，其表达有助于肿瘤细胞侵入内皮细胞下的基质。整合素 ανβ6 随卵巢肿瘤分级的增高而增多，并且其侵袭转移还与整合素介导有关。在直肠癌中，整合素 ανβ6 也有上调现象。整合素 α6β4、α6β1 是层黏蛋白的受体。整合素能直接介导转移性直肠癌肿瘤细胞黏附在卵巢血窦内，α6、β2 和 β6 可直接介导肿瘤细胞在卵巢微环境中黏附。

选择素是一类细胞膜表面糖蛋白，主要调节血液中钙依赖性、短暂性细胞间黏附的膜表面糖蛋白，至少包括 3 种：P-选择素、L-选择素和 E-选择素。P-选择素存在于血小板及血管内皮细胞，L-选择素位于白细胞，E-选择素位于激活的内皮细胞上。三者在炎症反应中有非常重要的功能，可调节血细胞间相互作用，使血细胞在组织和血液间相互迁移，达到调节机体功能的作用；还与肿瘤的发生、发展有关。P-选择素主要介导血液中的肿瘤细胞与血小板间的起始黏附。肿瘤早期肿瘤细胞与血小板的作用通过 P-选择素调节，聚集的血小板与白细胞促进血源性肿瘤转移，形成肿瘤血栓。该过程可以被肝素抑制。肝素糖醛酸残基上 C 碱基在 P-选择素的识别中起重要作用，2-O 肝素去硫酸化可调节人黑色素瘤细胞的黏附，阻止肿瘤转移。目前，肝素已被证明可以作为 P-选择素的配体，抑制肿瘤细胞与血小板的相互作用，从而用作预防和治疗肿瘤转移的潜在的药物前体。血循环中的肿瘤细胞通过白细胞表面的 L-选择素与白细胞相互作用。L-选择素的缺失可抑制肿瘤转移，但不影响血小板的聚集与瘤栓的形成。E-选择素在活性内皮细胞上表达，与表达含有唾液酸路易斯残基的细胞结合。唾液酸化的路易斯抗原（sLeX）与选择素的相互作用有助于促进肿瘤细胞黏附到卵巢窦内皮细胞。临床研究发现，乳腺癌的卵巢转移与血清中可溶性 E-选择素密切相关。E-选择素介导肿瘤细胞与内皮细胞的黏附时，肿瘤细胞的黏附效率与 E-选择素呈正相关，并且和肿瘤的血源性转移有密切关系。当肿瘤细胞表达 E-选择素配体后，配体与血管内皮细胞的 E-选择素结合，调节肿瘤细胞与血管内皮细胞的相互作用。

免疫球蛋白超家族这类黏附分子具有一个或多个免疫球蛋白样结构域，它们的作用不需要钙离子等来调节，属于非钙依赖性黏附分子。按分布，其分为神经细胞黏附分子（neural call adhesion molecule，NCAM）和细胞间黏附分子（intercellular adhesion molecule，ICAM）。NCAM 在各种细胞表面都有表达，与钙黏蛋白相似，通过嗜同效应（homophilic effect）而起作用；ICAM 与血细胞表面的整合素通过嗜异效应（heterophilic effect）相互作用。NCAM 中含有大量唾液酸，会因唾液酸含有大量阴离子，从而抑制细胞的黏附。钙黏蛋白和 NCAM 在同种细胞上表达，钙黏蛋白的作用较强，主要起维持细胞器形态的作用，而 NCAM 作用力较弱，常与功能调节有关。免疫球蛋白超家族中与肿瘤转移关系极为密切是癌胚抗原（carcinoembryonic antigen，CEA）与结直肠癌缺失基因（*DCC*）。CEA 是目前研究较多的肿瘤标志物之一，也属于免疫球蛋白超家族，参与细胞间的黏附，并且参与构建并维持上皮结构的完整性。在肿瘤细胞株中，CEA 的异常分布扰乱正常细胞间黏附，破坏上皮的完整性，进而导致组织结构的破坏；CEA 还可以增加肿瘤细胞的侵袭能力及其在卵巢内形成转移灶的概率。DCC 与 NCAM 同源，与细胞的黏附有关，在增生与分化的结直肠上皮细胞中的表达增加，在浸润性结直肠癌及卵巢转移灶中表达基本缺失。CD147 是一种细胞外金属蛋白酶诱导物，属于免疫球蛋白家族中的一员，是位于肿瘤细胞表面的糖蛋白，它的高表达能促进肿瘤细胞的侵袭、转移，并能增强肿瘤细胞的耐药性。

其他黏附分子如 CD44 是一种跨膜糖蛋白，是透明质酸的受体，它分为标准型（CD44s）和变异型（CD44v）。CD44s 能抑制结直肠癌转移，过表达癌细胞株中 CD44s 能明显抑制小鼠卵巢转移瘤的生长。CD44v6（CD44v 中的一种）在良性大肠腺瘤及分化好的结肠癌组织中表达上调，在结直肠癌侵袭转移过程中表达下调。CD44 表达降低与浸润程度相关。

肿瘤细胞表面的黏附分子与肿瘤的侵袭、转移等生物学行为密切相关，表面黏附分子通过与细胞外基质或与细胞的配体相结合，从而启动细胞内各种信号通路，同时也改变了肿瘤细胞的一些特性。因此，研究肿瘤细胞的表面黏附分子对于研究肿瘤细胞的侵袭、转移具有重要的意义。

三、蛋白降解酶与肿瘤转移

肿瘤的侵袭与转移的过程，涉及同质性细胞黏附、溶解酶的产生以及与 ECM 相互作用、异质性细胞黏附及肿瘤细胞运动等多种因素。已有研究证实，肿瘤细胞的侵袭、转移能力与其诱导产生降解 ECM 和基底膜（basement membrane，BM）的蛋白酶的能力相关。因此，基质金属蛋白酶（MMP）与基质金属蛋白酶抑制因子（tissue inhibitor of metalloproteinase，TIPM）在肿瘤的侵袭及转移过程中发挥了重要作用。

MMP 家族由多个具有独特底物和多样性功能的成员组成，主要包括 MMP-1、MMP-2、MMP-7、MMP-9 和 MMP-12 等，其中以 MMP-9 及 MMP-12 的高表达最为常见。根据催化底物的不同，MMP 分为 5 类：Ⅰ型胶原酶（MMP-1、MMP-8），可以降解以Ⅰ型胶原为主的血管周围的细胞外基质；Ⅳ型胶原酶（MMP-2、MMIP-9），可以降解细胞外基质和基底膜主要结构蛋白Ⅳ型胶原；基质降解类（MMP-3、MMP-10、MMP-11）；广泛底物酶（MMP-7、MMP-20、MMP-12）；类膜基质蛋白酶（MMP-4、MMP-17、MMP-24），可以通过 C 端的跨膜区域或糖基磷脂酰肌醇锚定蛋白结合于细胞表面，降解明胶、纤维连接蛋白、蛋白聚糖等细胞外基质成分。

MMP 在肿瘤的进展和转移中的作用已经得到公认。对人类各种肿瘤中 MMP 的表达与活性的研究表明，MMP 参与肿瘤早期的发生，如肿瘤恶变、血管生成、肿瘤原发灶和转移灶的生长。基底膜及胞外基质的降解是血管生成过程中的一个重要步骤，MMP 是降解细胞外基质最重要的酶类，几乎可以降解细胞外基质中的各种蛋白成分，破坏组织学屏障，在肿瘤侵袭、转移中起着重要作用。

MMP 的活性可受到内源性抑制物 α2-巨球蛋白、TIPM 家族的抑制。TIPM 是 MMP 的天然抑制物，也是目前肿瘤侵袭及转移领域的研究热点之一，主要包括 TIPM1、TIPM2、TIPM3 及 TIPM4。目前已经发现，TIPM 可以抑制 MMP 的所有活性，使肿瘤的侵袭与转移能力下降。TIPM 与 MMP 之间存在着动态平衡关系，在细胞移行和 ECM 重建过程中发挥着重要作用，当肿瘤侵袭时，两者之间的平衡被打破，为肿瘤的侵袭与转移提供了一个重要的有利因素。

尿激酶纤溶酶原激活物（uPA）系统包括 uPA、uPA 受体、纤溶酶原激活物抑制物 PAI-1 和 PAI-2，其可以通过多个途径促进肿瘤细胞转移。uPA 可以增强肿瘤细胞表面纤溶酶的活性，同时激活其他基质水解酶共同降解 ECM 和 BM，有利于肿瘤细胞的转移；uPA 具有信号转导的作用，可引起细胞内酪氨酸激酶活化以及 Src 家族激酶的释放或活化，使细胞骨架重排，促进细胞增殖、黏附和迁移；uPA 可以激活储存在 ECM 中的生长因子，从而促进肿瘤细胞与内皮细胞的增殖与迁移；uPA 的激活还可以促进内皮细胞的迁移与新生血管的形成，同时激活的生长因子也能加速肿瘤新生血管的生成。

肿瘤细胞的扩散、转移首先必须穿越由 ECM 与 BM 组成的屏障，该屏障主要由结构蛋白和糖氨聚糖两种成分构成。结构蛋白主要包括胶原、层黏素、纤维结合蛋白和玻璃体结合蛋白等；糖氨聚糖主要成分是硫酸乙酰肝素蛋白多糖（heparan sulfate proteoglycan，HSPG）。HSPG 主要由一个蛋白核心和数个与之共价连接的线性硫酸乙酰肝素（heparan sulfate，HS）侧链组成。过去的研究大多集中在底物为结构蛋白的丝氨酸蛋白酶、半胱氨酸蛋白酶以及 MMP，事实上，糖氨聚糖作为 ECM 和 BM 的主要成分之一，其相应的水解酶也起着重要作用。研究发现，肝素酶在肿瘤细胞穿越血管壁、扩散、转移的过程中也发挥着重要作用。肝素酶可通过降解 HSPG，并与蛋白水解酶协同作用，破坏、改变 ECM 与 BM 的结构，从而促进肿瘤细胞的侵袭与转移；可通过促进 HS 结合型生长因子或细胞因子的释放而间接促进肿瘤细胞的转移；可通过将活性的 HS-bFGF 复合体从 ECM 和肿瘤微环境中释放出来，促进肿瘤细胞、内皮细胞和成纤维细胞的增生、迁移，间接诱发肿瘤血管生成反应；还可以促进 uPA 和组织型纤溶酶原激活物使纤溶酶原激活成为纤溶酶，而纤溶酶有活化 MMP 和促进 HS 结合型活性碱性成纤维细胞生长因子（basic fibroblast growth fator, bFGF）释放的功能。此外，肝素酶还能促进释放组织特异性生长因子，参与肿瘤细胞转移的器官组织特异性选择。

四、血管形成与肿瘤转移

血管生成被认为是肿瘤具有侵袭性的标志。丰富的血管网可以为肿瘤细胞提供充足的氧气、营养成分以及各种肿瘤生长因子等，同时也是肿瘤转移的通道。肿瘤细胞及肿瘤基质中的肿瘤相关巨噬细胞（tumor associated macrophage, TAM）、淋巴细胞和成纤维细胞等都能产生血管生长因子，促进肿瘤生长。肿瘤血管生成受到众多细胞因子的调控。目前，发现血管内皮生长因子（vasecular endothelial growth factor, VEGF）、成纤维细胞生长因子（fibroblast growth factor, FGF）、转化生长因子 α（transforming growth factor alpha, TGF-α）、血小板衍生生长因子（platelet derived growth factor, PDGF）和肿瘤坏死因子 α（tumor necrosis factor alpha, TNF-α）等可以促进肿瘤血管生成，同时，肿瘤细胞还诱导生成血小板反应蛋白 1、血管抑素、内皮抑素和脉管抑素等抗血管生成因子。

血管生成过程的主要步骤如下：血管生长因子被炎性细胞、血小板和裂解的细胞释放后，与附近内皮细胞表面的特异性受体结合，导致酪氨酸激酶受体磷酸化，从而启动信号转导；活化的内皮细胞发生增殖，并通过出芽方式穿出血管基膜；血管生长因子（如 VEGF、PDGF 等）募集外周血中内皮祖细胞至血管形成部位；原有毛细血管的延伸，主要通过活化内皮细胞表面的整合素与 ECM 相互黏附作用实现；新的血管腔的形成，主要通过细胞与细胞间、细胞与基质间的相互作用来实现的；血管成熟，通过募集平滑肌细胞与周细胞，进而形成血管壁。血管的形成过程是一系列细胞和分子（如各种血管生长因子）及其受体、内皮细胞、间质细胞和 ECM 等相互作用的结果。

VEGF 是促进血管生成的主要因子。VEGF 主要通过刺激血管生成、促进内皮细胞增生和迁移、增加微小血管的通透性及促进细胞外基质降解等机制促进肿瘤血管形成、肿瘤细胞浸润与转移。低氧诱导因子-1（hypoxia-inducible factor-1, HIF-1）是在基因水平上直接调控 VEGF 表达的一个最为关键的转录因子，也是恶性肿瘤诱导新生血管形成的一个主要调控因子。

FGF 是体内分布最广泛的生长因子之一，有 bFGF 和 aFGF 两大类。FGF 的生物学功能复杂，能刺激成纤维细胞、内皮细胞、平滑肌细胞等多种细胞分裂增殖，同时又是一种趋化因子，对内皮细胞、成纤维细胞和星形胶质细胞有趋化作用。bFGF 可刺激内皮细胞产生胶原酶和血浆素原激活物，使血管基底膜降解；还可提高组织中血纤溶酶原激活因子（plasminogen activator, PAs）的水平，并能诱导生成其他蛋白，是直接诱导血管生成的物质；也可刺激内皮细胞增殖和迁移，诱使内皮细胞长入胶原基质中，形成与毛细血管类似的管腔；还可招募并刺激平滑肌细胞增殖，促进新生血管成熟。

肿瘤血管形成是一个复杂且多步骤的过程，包括内皮细胞增殖、迁移、分化及最后形成管状结构。除了上述提到的细胞因子，还包括 EGF、TGF-α、TGF-9、肝血细胞生长因子（hepatocyte growth factor，HGF）、TNF-α、IL-8，粒细胞集落刺激因子（granulocyte colony-stimulating foctor，G-CSF）、E-选择素、血管生成素、血小板源性生长因子（platelet derived growth fator，PDGF）、胎盘生长因子等都与肿瘤血管的形成有关。这些细胞因子既可以由肿瘤细胞直接释放，也可以从 ECM 和（或）宿主细胞中动员，如从浸润到肿瘤组织内的巨噬细胞中释放出来。

血管的生成是肿瘤转移的前提和基础。通常情况下，没有新生血管生成的恶性肿瘤往往处于半休眠状态，局限于原发部位，生长较为缓慢。一旦肿瘤细胞释放大量促血管生长因子而导致局部稳定血管床的信号失调，大量新生血管即开始生成，肿瘤也进入快速增殖期。在形成实体肿瘤的血管前期，原发肿瘤直径多为 1~3 mm，细胞数局限在 10 个以内，病变长期处于静止状态，如原位癌；而新生血管一旦形成，肿瘤便会不可控制地生长，2 周内肿瘤体积可达到原来的 1 万~2 万倍，同时，大量肿瘤细胞借助血管向远处转移。因此，新生血管形成是转移连锁过程开始的关键环节。

新生血管分布于肿瘤生长活跃的间质中，恶性肿瘤生长期的血管床从口径细小、均一的毛细血管床变为扩张、窦状、不成熟的血管，其数目众多且分支紊乱，管腔不规则，具有丰富的吻合。其内皮细胞为多层，血管内有大量的桥和间隙，还存在细胞内和跨细胞的孔，缺乏完整的基底膜，血管通透性相对失控。

血管内皮细胞的异质性是突出的生物学特征，表现为内皮细胞内管样小体增多，细胞间连接松散，裂隙形成，血管壁基底膜厚薄不一、断裂或者缺乏。肿瘤组织内血管网总长度随实体瘤体积的增大呈指数级增大，供应肿瘤的初始血压也随着肿瘤组织体积的增大而呈指数级增高，肿瘤的血供由弥散式变为灌注式，导致肿瘤组织营养供给丰富、增长快速。同时，新生成的血管与成熟血管相比更具渗漏性，肿瘤细胞更易进入血流。肿瘤内新生血管增多也增加了肿瘤细胞进入血液循环的机会。另外，增生的毛细血管内皮细胞顶部分泌的降解酶，可使肿瘤细胞逃逸进入血液而向远处转移的概率大大增加。

此外，肿瘤的血管壁往往是内皮细胞和肿瘤细胞共同组成的，有时候直接由肿瘤细胞围成一个中空的形态，这种血管生成拟态（vasculogenic mimicry，VM）可能是某些抗新生血管形成药物治疗肿瘤失败的原因之一。

五、卵巢微环境与肿瘤转移

血液循环中存在大量的肿瘤细胞，但发生转移的仍相对较少，这提示肿瘤细胞转移的效率并不很高，或者说肿瘤的转移过程并不是简单的血液循环中出现肿瘤细胞的过程。卵巢转移灶的形成是肿瘤细胞同卵巢微环境相互作用的结果。卵巢的一些病理生理变化，包括卵巢纤维化、炎性反应、免疫抑制以及内分泌代谢改变等，均会影响卵巢转移灶的形成。肿瘤细胞可通过释放可溶性细胞因子（包括促炎性细胞因子、趋化因子和活性氧产物等）以及改变细胞表面特殊受体，使卵巢局部微环境改变以适合肿瘤细胞的生长。

肿瘤发生卵巢转移，并因此导致高病死率，说明机体存在防御机制失衡：卵巢微循环血流缓慢且瘀滞，并受到血液内免疫的调节，内皮细胞提供了丰富的细胞表面黏附介质、受体且具有高效的内吞机制。另外，大量的固有免疫细胞，如巨细胞、肥大细胞、树突状细胞（dendritic cell，DC）、NK 细胞等介导了一个特异性的耐受微环境。卵巢实质和间质细胞为转移瘤的形成、炎症状态、血管新生提供了必要的基础。

六、最新研究进展

目前为止，恶性肿瘤发生卵巢转移的机制尚未明确。从近年来的文献来看，肿瘤卵巢转移相关基因和肿瘤微环境是国内外研究的热点。

（一）转移性卵巢肿瘤相关基因的研究进展

研究表明，肿瘤转移是一个多因素、多阶段、多基因参与的过程。近年来，关于肿瘤转移相关基因及其表达的研究已成为肿瘤分子生物学研究的热点，并取得了突破性的进展。

恶性肿瘤发生卵巢转移是一个复杂的过程，受许多因素共同影响，其中肿瘤转移相关基因在这一过程中起着重要作用。有研究表明，有卵巢转移的大肠癌原发灶 CD44v6 的表达明显高于无卵巢转移的大肠癌，且转移灶肿瘤细胞高表达 CD44v6。其他如大肠癌原发灶 NM23-H1、E-cad 等的低表达以及原发灶 Cath-B、VEGF、EGFR 等的高表达也与大肠癌卵巢转移有关。卵巢转移灶肿瘤细胞表达 FasL 则有利于肿瘤细胞在卵巢内生存和形成转移灶。

半乳糖凝集素-3（galectin-3，Gal-3）是半乳糖凝集素家族（galectins amily）的一员，它是一种糖类结合蛋白，相对分子质量为 31 000，拥有 3 个结构域，其中富含甘氨酸、脯氨酸和酪氨酸重复序列的结构域为基质金属蛋白酶底物。半乳糖凝集素-3 可与大肠癌细胞分泌的黏蛋白和 Mac-2 结合蛋白相互结合，从而促进肿瘤转移，其表达部位与大肠癌转移相关，并与大肠癌的预后相关。研究发现，与大肠癌原发灶相比，卵巢转移灶中半乳糖凝集素-3 的表达增高，两者差异具有统计学意义，提示在大肠癌卵巢转移中半乳糖凝集素-3 发挥了重要作用。国外研究发现，在大肠癌组织中半乳糖凝集素-3 经过磷酸化后其结构域中的丝氨酸减少、酪氨酸增加，其配体在大肠癌血清中的浓度升高。有学者应用改良柑橘果胶对半乳糖凝集素-3 的配体进行竞争性抑制，其明显抑制大肠癌卵巢转移和原发肿瘤的生长，机制可能是通过封闭阻断肿瘤细胞表面的半乳糖凝集素-3介导的细胞聚集、黏附作用实现的。因此，半乳糖凝集素-3 基因可能和大肠癌卵巢转移密切相关。

神经突触核蛋白（synuclein gamma gene，SNCG）是神经核蛋白家族成员之一。近年研究表明，SNCG 在许多脏器肿瘤，特别是在进展期的恶性肿瘤组织中高表达，乳腺癌、卵巢癌、胰腺癌、结直肠癌等肿瘤组织都可以检测到其异常高表达，而在相邻的非肿瘤组织中几乎检测不到 SNCG 或低表达；SNCG 还与肿瘤的侵袭转移相关。国内学者对 320 例卵巢癌、食管癌、结直肠癌、胃癌、前列腺癌、肺癌、宫颈癌、乳腺癌和癌旁组织进行 SNCG 表达及甲基化模式的研究，认为 SNCG 基因的去甲基化是原发肿瘤远处转移的标志。也有学者通过不同模型的筛选分析获得与结肠癌卵巢转移密切相关的候选分子，再通过 245 例结肠癌原发肿瘤组织大样本的免疫组化检测以及统计学分析验证，最终确定骨桥蛋白（osteopontin，OPN）、趋化因子配体 2（C-C motif chemokine ligand 2，CCL2）和 SNCG 这 3 个分子标记物具有良好的临床价值，能很好地预示结肠癌的卵巢转移；同时，将这 3 个分子标记物与结肠癌其他的临床病理因素进行相关分析发现，这些分子与结肠癌浸润深度、TNM 分期、淋巴结转移以及预后也密切相关。

趋化因子是一类由不同种类细胞分泌的单链小分子蛋白质超家族，机体内多种细胞（如巨噬细胞、内皮细胞、B 淋巴细胞、单核细胞等）在受刺激时可诱导分泌 CCL2。机体产生 CCL2 后可以高效地趋化、介导免疫细胞产生抗肿瘤免疫应答，从而发挥抗肿瘤效应，但其具有双向效应，也可以促进肿瘤细胞分泌蛋白水解酶，加快肿瘤细胞的浸润、转移，导致肿瘤的进展。国外研究表明，结肠癌患者肿瘤细胞周围 T 细胞的浸润与较好的预后相关。研究进一步发现，肿瘤细胞分泌的 CCL2 和细胞毒性 T 细胞产生的趋化因子受体 2（C-C motif chemokine receptor 2，CCR2）是促进 T 细胞浸润的决定性因素，CCL2 可能成为基因治疗结肠癌的新靶点。CCL2 促进肿瘤转移主要是通过趋化肿瘤相关巨噬细胞（TAM）进入肿瘤周围，分泌多种细胞因子（如 VEGF、TGF-α、TNF-β 等）促进肿瘤血管的生成与细胞的生长，同时分泌 MMP2、MMP9 等参与细胞外基质的水解，从而促进肿瘤的转移。研究表明，CCL2 在结直肠癌及卵巢转移灶中都呈高表达，而且与 TAM 的数量呈正相关，与结直肠癌的卵巢转移密切相关。研究发现，CCL2 和 CCR2 一起促进结直肠癌卵巢转移灶周围的卵巢星状细胞和库普弗（Kupffer）细胞的聚集，通过分泌 MMP2 来影响转移灶的血管生成。

富含半胱氨酸蛋白 61（cysteine-rich protein 61，Cyr61）是结缔组织生长因子（connective tissue growth factor，CTGF）家族成员之一。研究表明，Cyr61、VEGF 和 VEGFR2 在结肠癌肿瘤组织中阳性表达率高，而正常的结肠组织呈阴性或极少表达；Cyr61、VEGF 和 VEGFR2 蛋白阳性表达组的微血管密度较对照组的高；Cyr61 可促进结肠癌肿瘤血管的生成，其作用机制可能与 VEGF/VEGFR2 有关。国内有学者通过建立人结肠癌细胞裸鼠的卵巢转移模型，探讨阿托伐他汀对裸鼠结肠癌卵巢转移生长的影响。研究表明，阿托伐他汀对裸鼠结肠癌卵巢转移的影响主要是抑制卵巢转移肿瘤的生长，但是不影响卵巢转移肿瘤的形成，这种抑制作用可能与其促进肿瘤坏死及抑制 Cyr61 表达有关。

纤溶酶原激活物抑制剂－1（plasminogen activator inhibitor-1，PAI-1）属于丝氨酸蛋白酶抑制剂（serpin）超家族成员，是一种单链糖蛋白。近年研究表明，uPA 和 PAI-1 在多种肿瘤组织的浸润和转移机制中起重要作用。研究表明 PAI-1、组织蛋白酶 B（cathepsin B，CTSB）和组织蛋白酶 L（cathepsin L，CASL）对结直肠癌的预后有重要影响。国外学者研究发现，血管细胞黏附分子（vascular call adhesion molecule-1，VCAM-1）和 PAI-1 的血浆水平是预测结直肠癌术后复发的较有前景的生物标记物。而在转移相关的体外试验中,机械性变形促进人结直肠癌细胞 HCT 116 增生的同时也伴有 PAI-1 的升高。

骨桥蛋白(OPN)是一种具有黏附性、分泌性的磷酸化糖蛋白。OPN 与其主要的受体 CD44 及整合素结合,在信号转导和生长因子调控中发挥作用,参与肿瘤细胞的黏附、移行和分泌溶解酶及血管生成等,与恶性肿瘤的侵袭、转移密切相关。国内学者以在体外建立的结直肠癌细胞株 SW480、SW620 为对象,分别检测特异性蛋白 1(specificity protein-1,Sp1)、OPN 在这两种不同转移潜能的结直肠癌细胞株的表达,结果表明 Sp1、OPN 在结直肠癌细胞株 SW480、SW620 中均有表达,且与结直肠癌肿瘤分期、侵袭、转移相关。Sun 等从 Oncomine 数据库中筛选并通过免疫组化确定了 7 个与结直肠癌卵巢转移相关的候选基因,将 213 个结直肠癌样本随机分为实验组和对照组。免疫组化结果表明,实验组候选基因中结合珠蛋白(haptoglobin,HP)、OPN 和前列腺素 I_2 合酶(prostaglandin I_2 synthase,PTGIS)的表达在卵巢转移组显著高于非转移组。Logistic 回归分析显示,在原发灶及淋巴结转移灶中,HP 和 OPN 的表达水平是检测卵巢转移的两个有统计学意义的参数。研究结果表明,HP 和 OPN 的表达水平与卵巢转移及预后显著相关。

(二)转移性卵巢肿瘤微环境研究进展

肿瘤微环境是指肿瘤在其发生和发展过程中所处的内环境,由肿瘤细胞、细胞外基质、淋巴管、血管和细胞外分子共同构成,为肿瘤的发生、发展、侵袭、转移提供必要的物质基础,同时能促进邻近上皮组织的恶性转化。正常细胞处于一个相对稳定的内环境,按正常的程序进行增殖、分化、凋亡以及相关因子的分泌和表达,而肿瘤发生、发展的过程则不断打破这一平衡,不停地塑造一个适合自己生长的环境。如果改变肿瘤微环境,肿瘤的生长、侵袭及转移特性可能会发生改变。

首先,肿瘤微环境必须为肿瘤细胞提供充足的营养,肿瘤细胞才能快速增殖。血管生成是原发肿瘤发生转移的重要步骤,内皮细胞是肿瘤血管生成的基础,VEGF 是内皮细胞特异性的有丝分裂原,能诱导细胞游动、增殖、浸润,增加血管的通透性。研究显示,VEGF 在结直肠癌卵巢转移形成过程中至关重要;在原发肿瘤中 VEGF 表达增加与预后不良有关。

其次,肿瘤微环境内有许多因素参与肿瘤组织与免疫系统的相互作用,包括局部效应细胞功能障碍、抑制性免疫调节 T 细胞(Treg 细胞)、细胞因子的免疫负调节作用等。转移的肿瘤细胞若成功定居于卵巢需要一个免疫耐受的环境,促炎和抗炎反应的失衡是促使结直肠癌卵巢转移的重要因素。干扰素-γ(interferon-γ,IFN-γ)介导的炎症反应主要起抗肿瘤免疫作用,而 IL-10 介导的抗炎反应将促使免疫耐受,促进肿瘤的进展。研究表明,卵巢淋巴样组织主要产生 IFN-γ,其在宿主的防御过程中起关键作用,是抗肿瘤免疫反应的主要效应分子和调节器。IL-10 与 IFN-γ 共同调节炎症反应,在肿瘤的进展和转移过程中发挥重要作用,结肠癌患者血清中 IL-10 水平较正常,IFN-γ、IL-2 与 IL-15 表达量下降,促使卵巢对转移的肿瘤细胞产生耐受,转移的肿瘤细胞成功定居于卵巢并继续生长。国内有学者探讨了Ⅲ期和Ⅴ期结直肠有卵巢转移与无卵巢转移患者肠道原发肿瘤局部免疫微环境的差异，发现T淋巴细胞标记物CD8、CD45RO、IL-17和FAS以及肥大细胞特异性分子标记Tryptase在无卵巢转移患者肿瘤局部表达明显增高。这一结果提示，T淋巴细胞和肥大细胞在抑制肿瘤向远处转移中可能起到重要作用。其中，肥大细胞是肿瘤间质的重要组成部分之一，其与肿瘤血管形成过程密切相关，但其在肿瘤发生、发展中的作用尚未明确。

最新研究表明，CXC基序趋化因子受体4（C-X-C motif chemokine receptor 4，CXCR4）与肿瘤细胞的浸润、转移密切相关。学者在研究乳腺癌的转移机制时发现，乳腺癌细胞高表达CXCR4，转移到皮下淋巴结、肺和卵巢的肿瘤细胞均显示较强的CXCR4表达信号。此外，基质细胞衍生因子-1（stromal cell-derived factor-1，SDF-1）在淋巴结、卵巢、肺和骨髓中含量最多，而较少出现在小肠、骨、皮肤等组织，推测SDF-1的选择性分布与乳腺癌优先转移到这些器官有关。大量临床资料表明，卵巢是结直肠癌较为常见的转移部位。研究显示，CXCR4在结直肠癌标本中有高水平表达，且CXCR4表达高者其卵巢转移发生率也高，因此推测其机制可能与乳腺癌转移机制相似，卵巢高含量的SDF-1可能通过与原发结直肠癌组织中高水平表达的CXCR4相互作用，使卵巢成为结直肠癌转移的靶器官。进一步研究结果显示，正常卵巢组织中SDF-1阳性表达者，其相对应的卵巢结直肠癌转移组织的CXCR4表达也为阳性，而阴性者其转移肿瘤组织的CXCR4表达也为阴性，因此推断高表达SDF-1的卵巢细胞可能成为高表达CXCR4结直肠癌细胞的靶点，使从原发部位脱落的CXCR4阳性表达的肿瘤细胞在SDF-1的刺激下，顺着SDF-1的浓度梯度完成向卵巢的迁移。目前认为，SDF-1/CXCR4轴在结直肠癌远处转移的过程中起重要作用，但其具体机制尚未明确，待SDF-1/CXCR4的结构与功能以及相互作用的分子机制彻底阐明后，可设计以它们为靶点的药物，以降低结直肠癌卵巢转移的发生率并改善其预后。

在肿瘤微环境中，多种因素共同作用形成了肿瘤局部微环境特有模式。肿瘤细胞不仅被动地逃避免疫系统的攻击，同时也主动地抑制其生长环境中免疫细胞的正常功能。卵巢转移是恶性肿瘤进展过程中的恶性事件，它的发展是一个多因素、多步骤的复杂过程。

第三节 转移性卵巢肿瘤的转移途径

人体各部位的恶性肿瘤转移至卵巢的途径主要有种植转移、血行转移、淋巴转移和直接浸润等。由于卵巢的双重血液供应，卵巢转移主要通过血行转移。

一、血行转移

任何血行播散的恶性肿瘤均可以通过血液循环转移到卵巢，如甲状腺、乳腺、肾上腺、肺、肾、皮肤、眼等部位的恶性肿瘤的癌栓可经动脉播散至卵巢。胃肠道的血液回流和卵巢血液回流有关，即肠系膜上、下静脉与卵巢静脉有直接或间接吻合，胃肠道的恶性肿瘤可经此转移至卵巢。

二、淋巴系统转移

上腹部器官的肿瘤细胞，尤其是消化道肿瘤常形成癌栓并栓塞淋巴管，使癌栓沿淋巴管流至腰淋巴结及盆腔淋巴结，而后入卵巢淋巴系统形成转移瘤。肺癌或者乳腺癌的肿瘤细胞也可以通过纵隔淋巴管道行至卵巢。

三、直接侵袭

邻近盆腔的原发肿瘤，如乙状结肠、阑尾、子宫、输卵管等处的肿瘤细胞，易穿过黏膜层，通过浆膜等方式，直接蔓延到卵巢。

四、浆膜面转移

肿瘤细胞经腹腔或输卵管种植于卵巢表面，常伴发盆腔、腹膜内器官浆膜层及子宫直肠陷凹等处弥散种植性癌结节，由于肠系膜的倾斜处附着的解剖位置、腹水流动的走向、横膈负压吸引等因素，各器官或脏器脱落的肿瘤细胞易进入右髂窝，累及右卵巢。

五、通过输卵管转移

子宫内膜癌和输卵管癌脱落的肿瘤细胞，可通过输卵管种植到卵巢表面，偶有宫颈癌或子宫肉瘤通过此种方式播散到卵巢。

六、医源性转移

手术操作、腹水穿刺、针吸活检、子宫直肠陷凹处穿刺和抽吸等操作，均可导致肿瘤细胞的医源性转移。

第二章 转移性卵巢肿瘤原发肿瘤的病理特点

各器官的恶性肿瘤都可以转移至卵巢，但转移性卵巢肿瘤最常见的原发部位是胃肠道、肺、乳腺和胰腺等。据统计，转移性卵巢肿瘤中以结直肠癌最多见；乳腺癌次之，在女性中最常见；鼻咽癌、神经内分泌癌、膀胱癌和肾上腺癌等少见。肉眼所见，卵巢任何部位均可出现转移病灶，通常呈多灶性；肿瘤大小差异较大，大的可有 5～10 kg，小的只有显微镜下才能看到。少数肿瘤可呈弥漫性分布，如恶性黑色素瘤、乳腺癌等。大体上，肿瘤呈灰白或灰黄色，可见坏死，部分肿瘤可有出血或液化。转移肿瘤的组织学仍保留原发肿瘤的特征，但其分化程度可发生变化。常见的转移性卵巢肿瘤原发肿瘤的病理特点如下。

一、结直肠癌的病理特点

在西方国家，结直肠癌的发病率，仅次于肺癌；北美、北欧结直肠癌的发病率较南美、南欧的高，亚洲和非洲国家的较低；白种人发病率比黑种人的高，城市居民比农村居民高；在美国，结直肠癌是最常见的三种癌之一，位于癌症致死原因的第二位。

随着生活方式的变化，我国结直肠癌的发病部位呈现出由解剖学远端向近端逐渐减少的趋势，到盲肠又稍增多，其中 1/2 的结直肠癌发生在直肠和直肠乙状结肠交界区，乙状结肠癌占 1/4，其余 1/4 分布在盲肠、升结肠、降结肠和横结肠。结直肠癌大体上主要为溃疡型，还有息肉型和浸润型等。晚期结直肠癌主要通过血行途径转移至卵巢。

光镜下，结直肠癌的组织学类型有腺癌、黏液腺癌、印戒细胞癌、腺鳞癌、髓样癌和未分化癌等。其中，80% 为不同分化程度的腺癌，多数分化较好，肿瘤细胞排列成腺管状，根据腺管数量及形态分为高、中、低分化：高分化腺癌主要由简单的腺管组成，细胞核极性容易判断，并且细胞核大小一致，与腺瘤性上皮较为相似；中分化腺癌由简单或复杂或轻微不规则的腺管组成，细胞核极性难以辨认或消失；低分化腺癌的特征是缺少腺体分化及细胞核极性消失。10%～15% 为黏液腺癌，其 50% 以上的成分由黏液组成，特点是细胞外黏液池中存在具有腺样结构的、条状的或单个的恶性上皮细胞。还有少数为印戒细胞，典型的印戒细胞的特征为具有大的黏液泡，充满细胞质并使细胞核移位，可以出现在黏液腺癌的黏液池中或呈弥漫性浸润方式，仅有少量细胞外黏液。腺鳞癌是指既有鳞状细胞癌成分，又有腺癌成分的肿瘤，两者分开或混合。

二、胃癌的病理特点

胃癌的组织学类型主要有腺癌（分为肠型和弥漫型）、乳头状腺癌、管状腺癌、黏液腺癌和印戒细胞癌等。肠型胃癌常先通过血行转移至卵巢，而弥漫型胃癌常先转移至腹膜表面。胃癌卵巢转移常见恶性腺样结构为管状、腺泡状或乳头状结构，且常为几种形态的混合类型。

（一）管状腺癌

管状腺癌的癌灶内见腺体排列成管状、裂隙状或分支状，管腔大小各异，也可存在腺泡状结构。细柱状、立方形或被腔内积聚的黏液压成扁平状，细胞的不典型程度从低度到高度。分化差、无管腔形成的类型，称之为实体癌；存在显著淋巴间质的，称之为髓样癌，其间质纤维组织增生程度也不同，有时会非常显著。

（二）乳头状腺癌

乳头状腺癌为高分化的外生性癌，排列成乳头状或管状乳头状，被覆柱状或立方上皮，异型性不等，往往细胞存在极性，乳头轴心为纤维血管结缔组织。极少数情况下可见到微乳头结构，无纤维血管结缔组织轴心。

（三）黏液腺癌

黏液腺癌50%以上成分含有细胞外黏液，形成黏液池。细胞排列有两种方式：①腺体由柱状黏液分泌上皮细胞组成，间质腔隙中存在黏液；②细胞呈链状或不规则串状散在漂浮于黏液湖内。腺内间质中也可见到黏液。即使存在散在的印戒细胞，也不能决定肿瘤的组织学形态。

（四）印戒细胞癌

印戒细胞癌是指肿瘤50%以上是由孤立的或呈小团状的、含有细胞内黏液的恶性细胞组成的一种腺癌。细胞包括典型的印戒细胞、组织细胞样细胞，以及各种含少量黏液或不含黏液的圆形、卵圆形癌细胞。这些细胞往往以不同比例混合在一起。

（五）其他少见类型

其他少见的胃癌类型包括腺鳞癌、鳞癌、未分化癌等。

三、肺癌的病理特点

肺癌的组织学分类较多，而病理学上通常分为非小细胞肺癌和小细胞肺癌两大类，前者主要包括鳞状细胞癌、腺癌及其亚型，大细胞癌、腺鳞癌、肉瘤样癌等也较为常见。肺癌晚期肿瘤可经血行途径转移至卵巢，如果分化差，早期亦可发生转移。

(一) 鳞状细胞癌（鳞癌）

鳞癌在肺癌中最为常见，约占50%；患者年龄多在50岁以上。根据癌组织结构及癌细胞异形程度的不同，可将鳞癌分为高、中、低分化三型；亦有按鳞癌是否角化分为角化型及非角化型，前者分化程度高，后者分化程度低。鳞癌大多起源于较大的支气管鳞状上皮、近肺门，多为中心型。虽然鳞癌的分化程度不一，但在常见的各型肺癌中，此型生长速度较缓慢，病程较长，通常先发生淋巴管局部转移，血行远处转移发生较晚。对放射治疗及化学治疗均敏感，因此，患者5年生存率相对较高。病变多在肺门大支气管，病变沿支气管浸润、增殖，可引起支气管管腔变窄，甚至堵塞，发生阻塞性肺炎或肺不张。切面可见癌组织呈灰白色或灰黄色粗细不一的颗粒状。由于瘤体生长、体积增大，其中心血供差，呈乏氧细胞，10%～15%的鳞癌中心见有坏死，形成癌性空洞。

(二) 腺癌

腺癌发病年龄较小，女性多见。多数腺癌起源于较小的支气管上皮，少数则起源于大支气管。约75%的腺癌为周围型。早期一般无明显临床症状，往往在胸部X线检查时发现异常，X线上表现为圆形或类圆形分叶状肿块影。一般生长速度较慢，但往往在早期即发生血行转移，而淋巴转移则发生较晚；病变多居肺的周边，常伴有局限性或弥漫性形成。脏层胸膜有凹陷、皱缩，有时可侵及壁层胸膜发生癌性浸润粘连。分化高者瘤体可以很大，切面呈灰白色、炭末沉着甚少，病灶与周围组织常无清楚界限。癌细胞排列成腺体，常有腺腔形成。可分成腺管型肺腺癌和实性腺癌，癌组织中腺管样结构占优势。

细支气管肺泡癌是腺癌的一种类型，肿瘤起源于细支气管黏膜或肺泡上皮，故又称肺泡细胞癌。其发病率低，女性多见，常位于肺野周围部分，一般分化程度较高，生长较慢。癌细胞沿细支气管、肺泡管和肺泡壁生长而不侵犯肺泡间隔，但可侵犯胸膜或经支气管播散到其他肺叶。淋巴和血行转移发生较晚。根据X线形态的不同可分为结节型和弥漫型两类，前者可见单个或多个结节，后者类似支气管肺炎。腺癌细胞呈高柱状或立方形，胞质淡染，含有黏液，胞核多位于细胞基底部。伴有黏液形成的实体癌，是低分化腺癌，癌细胞体积大，胞质丰富，核大，核小体明显，癌组织不形成腺腔样、乳头状等典型腺癌的结构。

(三) 大细胞癌

此型甚为少见。细胞大，胞质丰富，胞核形态多样，细胞排列不规则，呈片形或条索状。大细胞癌分化程度低，常发生脑转移，预后差。

(四) 肉瘤样癌

肉瘤样癌是一组分化差的、含有肉瘤或肉瘤样梭形和（或）巨细胞分化的非小细胞癌，由于黏附性差，容易发生浸润转移。免疫组化显示肿瘤通常表达细胞角蛋白

（cytokeratin，CK）、波形蛋白（vimentin）、癌胚抗原和平滑肌标记，甲状腺转录因子-1（thyroid transcription factor-1，TTF-1）在巨细胞癌中可以阳性。

（五）小细胞癌（小细胞未分化癌）

小细胞癌发病率比鳞癌低，发病年龄较年轻。一般起源于大支气管，大多为中心型。分化极差，生长快，恶性程度高，较早出现淋巴和血行的广泛转移。患者一般于发现后3～6个月死亡，5年生存率为1%～3%。对放射治疗和化学疗法虽较敏感，但在各型肺癌中预后最差。组织学上，癌细胞密集排列，形态与小淋巴细胞相似，形如燕麦穗粒，因而又称燕麦其他细胞癌。

此外，少数病例同时存在不同类型的癌组织，如腺癌内有鳞癌组织、鳞癌内有腺癌组织或鳞癌与小细胞癌并存，此类癌称为混合型肺癌。

四、胰腺癌的病理特点

85%～90%胰腺癌的组织学类型是导管腺癌及其亚型，还有10%～15%的组织学类型为导管内乳头状黏液癌、黏液性囊腺癌、浆液性囊腺癌、腺泡细胞癌及其亚型、胰母细胞瘤、实性假乳头癌等。胰腺癌发生卵巢转移的途径主要是血行转移。

（一）导管腺癌及其亚型

1. 导管腺癌

大多数导管腺癌为中到高分化，它们形成较好的腺体结构，与正常胰管有不同程度的相似，且埋在反应性增生的纤维结缔组织间质中，大量的纤维间质使得导管腺癌的质地坚硬。在同一肿瘤，中分化的程度具有差异性，但在高分化肿瘤中出现低分化灶是很少见的：①高分化导管腺癌由大导管样结构加上中等大小的肿瘤性腺体构成。腺管样和筛状结构为典型形态，也可见到不规则的小乳头状突起，其中无明确的纤维血管轴心多见于大导管样的结构中。②中分化导管腺癌以埋于纤维间质中的中等大小、形状各异的导管样结构以及腺管样结构为主。结构不完整的腺体很常见。与高分化导管腺癌相比，无论是细胞核的大小、染色质的结构，还是在核仁的明显程度方面，中分化导管腺癌都具有更大的异型性，产生的黏液也有所减少。③低分化导管腺癌不常见，它们由密集排列的、形状不规则的小腺体以及完全取代腺泡组织的实性癌细胞巢或条索混合构成；典型的大导管样结构以及导管内癌成分消失，可见小灶性鳞化、梭形细胞或者分化不良区域；肿瘤细胞多形性明显，黏液分泌减少或消失，核分裂象多见。

2. 导管腺癌亚型

目前认为，导管腺癌的亚型包括腺鳞癌、未分化癌、伴有破骨细胞样巨细胞的未分化癌、黏液非囊性癌和印戒细胞癌等。

（1）腺鳞癌。这种类型的肿瘤少见，相对发生率为3%～4%。其特征为：含有数目不等的产黏液的腺体以及鳞状细胞，后者至少占肿瘤组织的30%；而且，可以存在小灶分化不良的细胞和梭形细胞，纯鳞癌非常罕见。

（2）未分化癌。未分化癌也称巨细胞癌、多形性大细胞癌及肉瘤样癌，这些肿瘤的发生率为2%～7%，这些癌组织由大的嗜酸性多形性细胞和（或）卵圆形、梭形细胞构成，纤维间质稀疏。通常肿瘤含小灶性不典型腺样成分。主要由梭形细胞构成的癌组织会含有鳞状分化的区域。在几乎所有的病例中，均可见高级别的核分裂以及神经、淋巴和血管浸润。在免疫组化方面，大多数肿瘤细胞都会表达细胞角蛋白，通常波形蛋白呈阳性。

（3）伴有破骨细胞样巨细胞的未分化癌。此类癌罕见，其组织由多形性、梭形的细胞以及散在的非肿瘤性破骨细胞样巨细胞构成。这种巨细胞通常有20个以上均一的小细胞核。通常聚集在出血区，并可能含有含铁血黄素，偶可见被吞噬的单核细胞，也可见骨样基质形成。在免疫组化方面，有些肿瘤细胞表达细胞角蛋白、波形蛋白以及p53。而破骨细胞样巨细胞则表达CD68。

（4）黏液非囊性癌。黏液非囊性癌又称胶样癌，其组织中的50%以上都由黏液构成，分化好的立方细胞构成大片黏液湖的部分边界，其中包含块状或条索状排列的肿瘤细胞。有些漂浮的细胞可能呈印戒细胞型。

（5）印戒细胞癌。此类癌的亚型的形态学改变与胃癌中的印戒细胞癌的特点一致。

（二）导管内乳头状黏液癌

导管内乳头状黏液癌从肿瘤出现浸润开始，逐步发展而来，浸润和转移成分类似于管状导管腺癌或黏液非囊性癌。

（三）黏液性囊腺癌

此类癌主要由黏液性囊腺瘤恶变而来，其恶变成分发生浸润转移，转移瘤的组织形态学改变与普通的导管腺癌相似，由恶性腺管构成，含有反应性增生的纤维结缔组织间质，也可见腺鳞癌、破骨细胞样巨细胞瘤甚至绒癌成分。免疫组化：上皮表达上皮膜抗原（EMA）、癌胚抗原（CEA）、角蛋白（CK7/8、CK18/19等），还可表达黏蛋白1（MUC1）等。

（四）浆液性囊腺癌

转移瘤与原发瘤组织形态相似，由胞质内含丰富糖原的立方形上皮细胞构成，胞质透明；核居中，呈圆形、卵圆形，大小较一致，核仁不明显。细胞沿着海绵状的囊腔排列。免疫组化：肿瘤细胞表达EMA、CK7/8，CK18/19，也可局灶表达糖类抗原19-9（carbohydrate antigen 19-9，CA19-9）、CEA、胰蛋白酶、嗜铬粒蛋白A（chromogranin，CgA）、突触素（synaptophysin，Syn）、S100蛋白、肌间线蛋白（desmin）、波形蛋白等。

（五）腺泡细胞癌及其亚型

此类肿瘤细胞大小较一致，排列成实性或腺泡状并分泌胰酶。肿瘤细胞被纤维条索分割成大结节状，缺乏导管腺癌中特征性的癌性间质反应。肿瘤细胞团中具有丰富的纤细微血管，亦可见小囊腔或筛状结构。一些病例囊腔更为扩张，呈腺样结构，但缺乏间质分隔。肿瘤排列成微腺体结构，也可见呈实性排列，肿瘤细胞巢被小血管分隔，没有囊腔形成。还有一些病例的肿瘤细胞排列成小梁状或脑回状。肿瘤细胞胞质少至中等量，腔面衬附的细胞胞质更丰富一些；肿瘤细胞呈嗜酸性或双嗜性，胞质内含有酶原颗粒而呈颗粒状。免疫组化：肿瘤细胞主要表达各种胰酶，如胰蛋白酶、糜蛋白酶等。其亚型有腺泡细胞囊腺癌和混合性腺泡-内分泌癌等。

（六）胰母细胞瘤

胰母细胞瘤由边界清楚的实性细胞巢构成，其中混有腺泡及鳞状小体，有纤维间质分隔。肿瘤中腺泡分化占主导，可有少量的内分泌分化或导管分化。胰母细胞瘤的上皮成分细胞丰富，肿瘤细胞排列成边界清晰的岛状，由纤维间质分隔，低倍镜下呈"地图"样外观。角状肿瘤细胞巢构成实性区域，与具有极向的肿瘤细胞围绕小腔隙排列形成明显腺泡分化的区域。其中，鳞状小体是胰母细胞瘤形态学特征之一。胰母细胞瘤间质中可以出现异源性间质成分。免疫组化结果：细胞表达各种胰酶，还可表达内分泌和导管分化的标记，如 CgA、Syn、CEA、甲胎蛋白（alpha-fetoprotein, AFP）等。

（七）实性假乳头癌

实性假乳头癌是由形态较为一致的肿瘤细胞形成实性及假乳头状结构，并伴有不同程度的硬化间质，靠近肿瘤中心部分有假乳头形成，肿瘤围绕纤细的血管轴心排列形成类型于"室管膜样"菊形团。还可见散在的小团泡沫样胞质的肿瘤细胞，或由异物巨细胞环绕的胆固醇结晶。假乳头状结构之间的腔隙内可见红细胞。透明变的纤维结缔组织内可见灶性钙化甚至骨化。有时在细胞内外可见大小不一的糖原染色（过碘酸雪夫染色，periodic acid schiff，PAS）阳性的嗜酸性小球。免疫组化常见的阳性标记物有 α1-抗胰蛋白酶（α1-antitrypsin，AAT）、α1 抗糜蛋白酶（α1-antichymotrypsin，ACT）、波形蛋白、白细胞分化抗原 10（cluster of differentiation 10，CD10）、链蛋白、Syn，以及上皮性标记 CEA、CA19-9、CK7/8、CK18/19 等。

五、肾癌的病理特点

肾癌的组织学类型主要有肾透明细胞癌、乳头状肾细胞癌、嫌色性肾细胞癌、肾集合管癌、肾髓质癌等。肾癌晚期主要通过血行途径转移至卵巢。

（一）肾透明细胞癌

肾透明细胞癌约占肾癌的 80%，形态多样，最常见的是泡巢状和腺泡状结构，肿瘤中有由小的薄壁血管构成的网状间隔。泡巢状结构中无腔，但在腺泡状结构中央有一圆形的腔，其内充以淡染的嗜酸性浆液或红细胞。泡巢状或腺泡状结构可以扩张形成或大或小的囊腔。偶见肿瘤中出现小管结构，有时可见局灶性假乳头形成。肿瘤细胞胞质内含有脂质和糖原，在病理制片过程中脂质和糖原溶解，使细胞变得胞质透明、胞膜清楚。许多肾透明细胞癌中含有少量胞质嗜酸性细胞，这类细胞在高分化肿瘤和出血坏死区附近尤为常见。肾透明细胞癌出现少见的组织学类型，如肉瘤样结构，提示预后差。有些肿瘤中心有纤维黏液样间质，有一些肿瘤有钙化和骨化。大多数肾透明细胞癌无炎症反应，偶见较多淋巴细胞和中性粒细胞浸润。根据肿瘤细胞核的异型性分为4级（Fuhrman系统），级别越高，恶性程度越高。免疫表型显示，肿瘤细胞表达低相对分子质量细胞角蛋白，如CK8、CK18、CK19、CA125等，还表达波形蛋白、CD10、EMA等。

（二）乳头状肾细胞癌

乳头状肾细胞癌的癌细胞形成小管和乳头状结构，乳头有纤细的纤维血管轴心，其中，可见泡沫状巨噬细胞和胆固醇结晶。偶见乳头轴心因水肿和结缔组织透明变性而变宽。实性乳头状肾细胞癌内小管或短乳头结构似肾小球。常见出血坏死，巨噬细胞内、间质和肿瘤细胞胞质中可含有含铁血黄素。乳头轴心和周围纤维化间质中常有钙化，也可出现草酸盐结晶。乳头状肾细胞癌分为1型和2型，前者乳头表面被覆小细胞，胞质稀少，单层排列；后者肿瘤细胞核分级较高，胞质嗜酸性，细胞核呈假复层排列。约有5%的乳头状肾细胞癌有肉瘤样分化。免疫组化显示：乳头状肾细胞癌CK7阳性率在1型中较2型的高。

（三）嫌色性肾细胞癌

嫌色性肾细胞癌呈实体性结构，有时可见腺样结构，与透明细胞性肾细胞癌不同，间质血管大多数是厚壁血管，并伴偏心性玻璃样变性。细胞大而呈多角形，胞质透明略呈网状，细胞膜非常清晰，这些细胞常与胞质嗜酸性颗粒状较小的细胞混合存在。嗜酸性嫌色性肾细胞癌均由胞膜清晰的嗜酸性粒细胞构成。肿瘤细胞核不规则，常有皱褶，有时见双核，核仁小，常见核周空晕。肿瘤细胞Hale胶体铁染色呈弥漫阳性。免疫表型：广谱CK阳性，EMA弥漫阳性，波形蛋白和CD10阴性。

（四）肾集合管癌

肾集合管癌少见，组织学上，肿瘤细胞排列成不规则腺管或乳头状腺管结构，沿腺管形成"靴钉样"结构，细胞嗜酸性，界限不清，核大，异型性明显，核仁清楚。多伴有间质结缔组织反应。

（五）肾髓质癌

肾髓质癌是一种罕见的侵袭性强的恶性肿瘤，以细胞核高级别和组织结构多样性为特点。肾髓质癌好发于青少年，组织结构多样，常见卵黄囊样、网状、微囊状、腺管腺泡状、实性巢状等方式排列，间质明显纤维化及大量中性粒细胞浸润，肿瘤细胞高级别，胞质嗜酸性，泡状核，核仁明显。免疫组化：同时表达CA125、EMA和波形蛋白，局灶表达CK7，其余标记均为阴性，其中，高相对分子质量CK（34βE12）阴性有助于本病与肾集合管癌相鉴别。

六、乳腺癌的病理特点

乳腺癌的主要组织学类型为浸润性导管癌和浸润性小叶癌及其各自的亚型,少见的类型包括小管癌、浸润性筛状癌、髓样癌、黏液癌、浸润性乳头状癌和微乳头状癌、化生性癌等。乳腺癌晚期常经血行途径转移至卵巢。

(一)乳腺浸润性导管癌及其亚型

乳腺浸润性导管癌形态不一,缺乏规律性的结构特征。肿瘤细胞排列成索状、条状或小梁状,一些肿瘤表现为实性或伴有合体细胞浸润,且间质少。部分病例的肿瘤其腺样分化明显,在肿瘤细胞团中可见伴有中央腔隙的小管结构。偶尔可见具有单层线状浸润或靶环状结构的区域,但缺乏浸润性小叶癌的细胞形态特征。此类肿瘤细胞形状各异,胞质丰富,呈嗜酸性;核形规则、大小一致或呈高度多形性,伴有多个核仁且明显,核分裂象缺乏或广泛存在。

关于浸润性导管癌组织学分级,世界卫生组织(World Health Organization,WHO)乳腺肿瘤病理学和遗传学分类(2010年)推荐应用经 Elston 和 Ellis 改良的 Bloom-Richardson 半定量组织学分级法。该方法的计量参数包括:①腺管数量(以浸润成分的总体面积为基数,需有足够的切片数),核多形性,异型程度(以肿瘤内异型性最明显区域为检测部位)。②核分裂象数目(在肿瘤核分裂最活跃区域计数,根据高倍视野的直径或面积而确定数值)。该组织学分级系统原则上可用于所有浸润性乳腺癌,但实际上并不适用于大多数特殊类型乳腺癌(如小管癌、浸润性筛状癌、黏液癌、髓样癌和浸润性小叶癌)。

有些病例是非特殊型导管癌的亚型,肿瘤间质表现可多种多样,比如,表现为成纤维细胞增生,或结缔组织少,或可见明显的玻璃样变性。导管周围或血管周围可见局灶性弹性纤维变性,也可见局灶性坏死,偶尔表现为广泛性坏死。极少数病例可见淋巴细胞和浆细胞浸润。

特殊型乳腺癌:①混合型癌。非特殊类型超过50%的肿瘤组织时,诊断为非特殊性导管癌。如果只有10%~49%的肿瘤区表现无特殊性,而其余部分表现为已确定的特殊型乳腺癌特征,那么这可能是混合型癌的一种,即混合性导管和特殊类型癌或混合性导管和小叶癌。除此之外,极少病变会与非特殊性导管癌相混淆。②多形性癌。该型肿瘤特征是在腺癌或腺癌伴梭形细胞或鳞状分化的背景中,增生的多形性的和怪异的肿瘤巨细胞成分超过肿瘤细胞的50%。③伴有破骨巨细胞的癌。该型肿瘤的特征为在间质中存在破骨巨细胞,这种破骨巨细胞常与炎症性、成纤维细胞性、血管丰富的间质有关,其中常见外渗的红细胞、淋巴细胞、单核细胞以及有时吞噬含铁血黄素的单核或双核组织细胞。巨细胞大小不一,围绕在上皮成分周围或存在于由肿瘤细胞构成的空腔内。核数量不等,肿瘤组织大部分为高分化或中分化浸润性导管癌,也可以是其他组织类型的癌,如浸润性筛状癌、小管癌、黏液癌、乳头状癌等。巨细胞一致表达 CD68,但不表达 S100 蛋白、CK、EMA、雌激素受体(estrogen receptor,ER)、孕激素受体

（progesterone receptor，PR）等。④伴有绒癌特征的癌。对于非特殊型浸润性导管癌患者，如果血清人绒毛膜促性膜激素（β-HCG）水平升高、组织学上有绒癌分化特征，则为此种亚型。⑤伴有黑色素细胞分化的癌。该型肿瘤表现为导管癌和恶性黑色素瘤混合存在的亚型。

（二）乳腺浸润性小叶癌及其亚型

乳腺浸润性小叶癌组织学的经典形态特征是缺乏黏附性的小细胞增生。小细胞呈单个散在分布于纤维结缔组织中或呈单行条索状排列，浸润间质。浸润的条索常围绕正常导管呈向心性分布。肿瘤缺乏宿主反应或背景结构紊乱。肿瘤细胞核呈圆形或卵圆形且有切迹；核大小较一致，核仁不明显，分裂象少见。浸润性小叶癌分为实性型亚型、腺泡型亚型、多形性亚型、混合型亚型：①实性型亚型，其特征为具有小叶形态学特点的、大小一致的小细胞呈片状分布。肿瘤细胞间缺乏黏附，较之上述经典型更具多形性，核分裂象更常见。②腺泡型亚型的特征为，可见20个以上细胞呈团状聚集，细胞形态和生长方式属于非特殊型小叶癌。③多形性亚型保持明显的小叶癌生长方式，较经典型肿瘤细胞更具有非典型性和多形性。多形性亚型可有大汗腺分化或组织细胞样分化。④混合型亚型是由经典型和一种或一种以上其他类型浸润性小叶癌复合组成的病变。免疫组化：70%～95%的小叶癌表达雌激素受体（ER），较导管癌的70%～80%为高。60%～70%的小叶癌表达孕激素受体（PR）。ER在经典型和其他亚型均表达，其中，在腺泡型中表达为100%，多形性亚型则低至10%。增生指数在浸润性小叶癌常较低。除多形性浸润性小叶癌外，小叶癌中人表皮生长因子受体-2（human epidermal growth factor receptor 2，HER-2）的表达则低于导管癌。

（三）其他类型乳腺癌

（1）小管癌。小管癌的组织学特征为单层上皮细胞围绕形成清楚的开放性小管，这些小管通常呈圆形或卵圆形，部分小管外形呈角状。上皮细胞小且规则，缺乏核多形性与核分裂；肌上皮细胞通常缺乏，但有些小管可见围绕基底膜不连续的肌上皮细胞。小管癌的另一重要特征是，具有伴随小管结构的细胞性促纤维增生性间质。

（2）浸润性筛状癌。其以浸润性筛状结构占优势，细胞排列成浸润性的有棱角的岛屿状，筛孔不规则。肿瘤细胞小，核呈低或中等级别，核分裂象罕见，在多数癌巢周围有反应性成纤维细胞性间质增生。其免疫表型为肌上皮标记［S100蛋白、平滑肌肌动蛋白（smooth muscle actin，SMA）、CD10］及CK（34PE12）肿瘤细胞巢，二者均阴性，而个别肿瘤累及的终末导管小叶单位（terminal duct lobular unit，TDLU）周围部分肌上皮标记阳性；激素受体（ER、PR）均阳性；HER-2阴性，增殖细胞核抗原（proliferating cell nuclear antigen，PCNA）、E-cad呈不同程度的阳性；嗜铬粒蛋白A（CgA）均阴性。

（3）黏液癌。乳腺黏液癌也称黏液样癌或胶样癌，是一种原发于乳腺的很少见的特殊类型的乳腺癌。通常肿瘤生长缓慢，转移较少见，预后比其他类型乳腺癌为好，占所有乳腺癌发病率的1.4%～5.2%。世界不同地区之间，其在发病年龄上可能存在差异。黏液腺癌病理特征为大量细胞外黏液中漂浮有实性团状、条索状、腺管状、筛状等结构肿瘤组织，肿瘤细胞大小相似，异型性明显，分裂象易见。黏液湖被纤维组织分隔，肿瘤周边也有纤维组织间隔，这可能是阻止肿瘤细胞扩散的一个因素。黏液是肿瘤细胞变性前水解产物，为酸性或中性黏液。黏液腺癌被认为是来源于导管内癌或浸润性导管癌。混合型还伴有浸润性导管癌等成分。乳腺肿瘤中出现黏液或黏液变性者较多，因此，黏液腺癌应与其他肿瘤进行鉴别。例如，印戒细胞癌具有印戒细胞呈单个纵列或弥漫浸润于纤维组织中，肿瘤细胞胞质内出现黏液空泡，将核挤向一侧，呈"印戒"状等特征，其生长方式也呈弥漫性；纤维腺瘤、乳头状瘤、导管增生等良性疾病，均可伴有局灶性或广泛性黏液样变，但细胞缺乏异型性，纤维腺瘤有真正胞膜等可资鉴别；转移性黏液腺癌患者应进行 B 超、X 线、CT、纤维胃镜等检查，可排除消化道、生殖道等其他部位肿瘤。

（4）乳腺浸润性乳头状癌和浸润性微乳头状癌。前者的组织学特征是肿瘤形成乳头状结构，核呈典型的中等级别，肿瘤间质并不丰富，乳头轴心为纤维血管结缔组织。浸润性微乳头状癌的组织学特征主要有以下几点：①肿瘤细胞排列成桑葚状或小乳头状及不规则果团状、小腺管样结构，癌巢与周围间质有类似脉管的空隙样结构，似癌巢漂浮在间质中。②乳头无纤维血管轴心，癌巢团边缘毛糙呈锯齿状，表面细胞质呈微绒毛样改变。③肿瘤细胞呈柱状或立方状，胞质淡染至强嗜酸性，细颗粒状，核圆形或卵圆形，染色较深，细胞核有不同程度异型性。④癌巢周围间质呈细网状纤维结缔组织，富含大量脉管，并有淋巴细胞浸润。⑤此癌导致的脉管侵犯或淋巴结内转移癌巢都与其原发灶的癌巢形态一致，即微乳头状形态结构。在免疫组化特点上，浸润性微乳头状癌的肿瘤细胞巢团、微乳头和腺管表面（面向间质侧）EMA 呈阳性表达。有学者研究发现，E-cad 在此肿瘤细胞巢团内，肿瘤细胞连接面表达强，而在肿瘤细胞与间质相接的外侧面表达弱和（或）不表达，提示肿瘤细胞团内细胞间结合力强，其生长和侵袭转移可能都是以肿瘤细胞微乳头状的"集团性"方式进行，肿瘤细胞癌团与间质连接松散，易脱离原发灶，造成侵袭、转移。另外，有学者提出浸润性微乳头状癌是一种神经内分泌癌或具有神经内分泌功能肿瘤，部分病例可表达神经元特异性烯醇化酶（neuron-specific enolase，NSE）、嗜铬粒蛋白 A（CgA）、突触素（Syn）。

七、食管癌的病理特点

食管癌的组织学类型主要有鳞状细胞癌、腺癌、未分化癌、癌肉瘤四种类型，其他类型少见。晚期可通过血行途径转移到卵巢。

（一）鳞状细胞癌

鳞状细胞癌占全部食管癌的 90% 以上，起源于食管黏膜，癌细胞排列成巢状。Broder 根据肿瘤细胞的分化程度，将其分为四级。

（1）Broder Ⅰ级：癌细胞分化良好，细胞呈多角形，有较多的角化及细胞间桥。这种分化型癌细胞占 75% 以上。

（2）Broder Ⅱ级：癌细胞呈多角形或圆形，可见角化珠或散在的少量角化。细胞分化中等，细胞间桥偶然可见，核分裂象不多，可见分化型癌细胞占50%～75%。

（3）Broder Ⅲ级：癌细胞分化较差，但仍可见多角形鳞状细胞癌的特点，甚至可见少许角化前物质，可见分化型癌细胞占25%～50%。

（4）Broder Ⅳ级：癌组织呈低分化状态，切片中不见细胞角化及细胞间桥，但仍可见到多角形癌细胞的出现，可见分化型的癌细胞占25%以下。主要的亚型有疣状癌、梭形细胞癌、基底细胞样鳞癌等。

（二）腺癌

食管原发性腺癌比较少见，可分为以下两种类型。

（1）单纯腺癌。单纯腺癌的癌细胞呈立方形或柱状，核呈圆形、卵圆形或杆状，细胞核极相与细胞长径相平行，核染色质较粗；细胞可构成近似圆形的腺腔。

（2）腺鳞癌。腺鳞癌包括腺癌和鳞癌两种成分，两者混杂存在，亦可见印戒细胞癌和黏液腺癌成分。

（三）未分化癌

在食管未分化癌中，主要类型为小细胞未分化癌，大细胞未分化癌极其少见。食管小细胞未分化癌中，绝大多数为燕麦细胞癌，这类癌细胞较小，呈圆形、卵圆形乃至梭形不等，可见典型燕麦状癌细胞，胞质甚少，多呈裸核，染色质密集而深染，分裂象多见。癌细胞排成大小不等片块或呈弥漫生长，其间可有少许纤维性间质。癌组织中也见假腺样排列区域。嗜银染色，癌细胞多为阳性，在电镜下可见神经内分泌颗粒。

（四）癌肉瘤

癌肉瘤较少见，瘤内主要为肉瘤成分，纤维肉瘤多见，平滑肌肉瘤、横纹肌肉瘤、软骨肉瘤和未分化肉瘤等少见。

（五）其他少见类型

（1）黏液表皮样癌。黏液表皮样癌组织来自腺导管或腺泡。肿瘤组织由两种不同类型的细胞组成：一种为表皮样细胞，肿瘤细胞呈多角形，胞质或呈鳞状上皮样，或很小，呈基底细胞样，细胞大小形态比较一致，细胞核深染，分裂象很少，这种表皮样细胞多呈丛状；另一种为分化的高柱状上皮细胞，胞质丰富、透明，细胞体积较大，细胞核圆形、较小，大小形态比较一致，细胞核位于高柱状细胞的基底部，肿瘤组织构成大小不一、形态不规则的腺腔样。上述两种细胞混合存在，而表皮样细胞一般见于柱状细胞的基底部。

（2）腺样囊性癌。在组织形态上应与黏液表皮样癌一致，即在不同分化的鳞状细胞癌团块中有大小不等的腺腔，被覆黏液分泌细胞，分泌数量不等的黏液，有时形成黏液湖状。其组织发生尚无定论，有研究者认为来自食管黏液腺，也有研究者认为系胚胎残余的柱状上皮癌变时同时向鳞状细胞分化。

八、胆囊癌的病理特点

胆囊癌的组织学类型主要为腺癌及其亚型，少见的还有腺鳞癌、透明细胞癌、小细胞癌和未分化癌等。

（一）腺癌及其亚型

腺癌及其亚型以高至中分化腺癌最常见。肿瘤由长短不一的管状腺体组成，衬覆立方或高柱状细胞，表面类似胆道上皮。细胞和腺腔中常有黏液，可见上皮肠化改变。低分化者可以呈筛网状血管肉瘤样生长，也可呈实性条索状排列、合体细胞样排列。腺癌的亚型有乳头状腺癌、肠型腺癌、黏液腺癌和印戒细胞癌等。这些肿瘤各具特点。

（二）腺鳞癌

腺鳞癌具有腺癌和鳞癌两种恶性成分，分别具有不同程度的分化，但通常倾向于中分化。腺鳞癌成分常见角化珠形成，肿瘤性腺体通常含有黏液。如果仅有鳞癌一种成分，则归类于鳞癌。

（三）透明细胞癌

透明细胞癌由富含糖原的透明细胞组成，细胞界限清楚，核深染。肿瘤细胞可形成腺体或排列成巢状、片状、索状、小梁状或形成乳头状结构。

（四）小细胞癌和未分化癌

小细胞癌由成片的圆细胞组成，具有泡状核和明显的核仁，胞质偶有黏液。未分化癌类似肉瘤，又称多形性梭形和巨细胞腺癌或肉瘤样癌，肿瘤由不同比例的梭形细胞、巨细胞和多角形细胞组成，少数情况下可见局灶性的破骨细胞样多核巨细胞。梭形细胞表达细胞角蛋白，有助于鉴别其与癌肉瘤。

九、其他少见癌的病理特点

还有一些少见癌，如鼻咽癌、神经内分泌肿瘤、膀胱癌和肾上腺癌等，在晚期亦可主要经血行途径转移至卵巢。其病理特点请参考相关的肿瘤病理书籍，此处不再赘述。

十、非上皮性肿瘤的病理特点

除了转移癌外，卵巢转移性间叶性肿瘤中以胃肠道间质瘤最常见，其次是平滑肌肉瘤、恶性纤维组织细胞瘤、脂肪肉瘤等。

(一) 胃肠道间质瘤

胃肠道间质瘤 (gastrointestinal stormal tumor, GIST) 是一类起源于胃肠道间叶组织的肿瘤，占消化道间叶肿瘤的大部分。Mazur 等于 1983 年首次提出 GIST 这个概念。GIST 与胃肠道肌间神经丛周围的 Cajal 间质细胞 (interstitial cells of Cajal, ICC) 相似，均有 *kit* 基因、CD117 (酪氨激酶受体)、CD34 (骨髓干细胞抗原) 表达阳性。大多数肿瘤没有完整的包膜，偶尔可以看到假包膜；体积大的肿瘤可伴随囊性变、坏死和局灶性出血；穿刺后肿瘤破裂，可穿透黏膜形成溃疡。肿瘤多位于胃肠黏膜下层 (60%)，也有位于浆膜下层 (30%) 和肌壁层 (10%)。肿瘤境界清楚，向腔内生长者多呈息肉样肿块并常伴发溃疡形成，向浆膜外生长形成浆膜下肿块。肿瘤大体形态呈结节状或分叶状，切面呈灰白色、红色，均匀一致，质地硬韧，黏膜面溃疡形成，可见出血、坏死、黏液变及囊性变。组织学特点，GIST 的 70% 为梭形细胞，20% 为上皮样细胞，还有梭形/上皮样细胞混合型和类癌瘤/副神经节型。目前，学术界公认非梭形/上皮样细胞的细胞学形态可基本排除 GIST 的诊断。免疫组织化学的诊断特征是细胞表面抗原 CD117 (KIT 蛋白) 阳性；CD117 在 GIST 细胞表面和细胞质内广泛表达，而在所有非 GIST 的肿瘤细胞内均不表达，CD117 的高灵敏性和特异性使其成为 GIST 的确诊指标。

(二) 平滑肌肉瘤

平滑肌肉瘤是起源于平滑肌组织的恶性间叶组织肿瘤，占所有软组织肿瘤的 5%~10%。常见发病部位为软组织、胃肠道、腹膜后区、血管、子宫等处。发生于下腔静脉的平滑肌肉瘤因部位不同而症状各异。平滑肌肉瘤除局部浸润邻近器官和组织外，血行播散是最主要的转移途径。其病理组织学特征：肿瘤细胞呈梭形，少数呈上皮样，前者排列成束状或编织状，后者形成团块状；肿瘤细胞明显异型，核分裂象易见。免疫组化：表达平滑肌肌动蛋白 (SMA)、结蛋白 (desmin) 等。

(三) 恶性纤维组织细胞瘤

恶性纤维组织细胞瘤包含多种不同类型的肉瘤，它们具有某些共同的形态特点，如多形性和席纹状的生长方式。其主要包括以下三种类型：多形性恶性纤维组织细胞瘤/未分化高级别多形性肉瘤、巨细胞恶性纤维组织细胞瘤/伴有巨细胞的未分化多形性肉瘤、炎症性恶性纤维组织细胞瘤/伴有明显炎症反应的未分化多形性肉瘤。免疫表型：肿瘤细胞波形蛋白、AAT、ACT、CD68 常呈阳性反应，有时肌动蛋白 (actin)、结蛋白和溶菌酶 (lysozyme) 呈阳性。

(四) 脂肪肉瘤

脂肪肉瘤是成人最常见的软组织肉瘤，也可见于青少年和儿童。脂肪肉瘤通常体积较大，一般为深在性、无痛性、逐渐长大的肿物，最常发生于下肢 (如腘窝和股内侧)、腹膜后、肾周、肠系膜区以及肩部。在不同部位的发生率主要取决于该肿瘤的亚型，其亚型包括非典型性脂肪瘤性肿瘤/高分化脂肪肉瘤、去分化脂肪肉瘤、黏液样脂肪肉瘤、多形性脂肪肉瘤、混合型脂肪肉瘤等。免疫表型：瘤细胞 S-100 蛋白和波形蛋白常见表达，CD34 呈散在灶状阳性。

（五）其他

除了上述常见的恶性肿瘤外，恶性黑色素瘤、淋巴瘤、滑膜肉瘤、尤文肉瘤、骨肉瘤等在晚期均可转移至卵巢。

第三章 转移性卵巢肿瘤的分子机制

第一节 细胞与分子生物学

肿瘤的转移是一个复杂且连续的生物学现象。恶性肿瘤卵巢转移过程中有多种肿瘤相关蛋白质及基因的异常，这与肿瘤的发生、浸润以及转移等密切相关。首先，肿瘤细胞降解胞外基质后从原发癌灶脱离，进入门静脉；其次，通过信号转导，在相关受体和因子的作用下到达卵巢，穿出血管重新黏附，进而在卵巢形成新生血管，再增殖；最后，形成卵巢转移灶。在此过程中，各种黏附分子、血管新生因子、细胞外金属基质蛋白酶等都发挥作用。目前认为，恶性肿瘤发生卵巢转移的步骤包括肿瘤细胞外基质的降解、细胞黏附性能的改变、肿瘤细胞局部浸润、肿瘤血管生成、肿瘤细胞循环内播散和免疫逃逸、肿瘤细胞血管内栓塞及肿瘤细胞在新的微环境重新生长等方面。每个步骤都涉及多种分子机制，对这些分子机制的了解将为转移性卵巢肿瘤的预防和治疗提供理论依据。

一、肿瘤细胞外基质降解

细胞外基质（ECM）是由细胞合成和分泌的生物大分子，主要由胶原、糖蛋白、蛋白多糖和氨基葡萄糖等组成，分布在细胞表面和细胞之间，参与细胞的黏附、迁移、增殖和分化等过程。肿瘤转移过程中，降解 ECM 的酶分泌增多。肿瘤 ECM 的降解是局部侵袭和转移的必需步骤，不仅破坏癌周间质和血管内皮基底膜，还参与免疫回避、细胞连接、血管新生、增殖等复杂的浸润、转移过程；同时，降解的基质蛋白对肿瘤细胞的生长增殖有促进作用。

在降解 ECM 过程中，蛋白水解酶起重要作用。其通过裂解表面蛋白质、降解 ECM、调节细胞功能，使肿瘤从原发部位脱落下来并侵入周围组织和脉管。相关蛋白水解酶主要有以下几种：基质金属蛋白酶（MMP）；组织丝氨酸蛋白水解酶，包括尿激酶型纤溶酶原激活物（uPA）、纤溶酶、凝血酶等；乙酰肝素酶（heparanase，HPA）；骨形态发生蛋白Ⅰ型金属蛋白酶；组织蛋白酶。

MMP 被认为是一组在肿瘤浸润和转移中最重要的蛋白酶，通过对 ECM 的降解来促进癌细胞对周围组织的浸润。MMP 参与肿瘤的侵袭和转移的作用机制如下：①去除侵袭的天然性屏障。肿瘤细胞侵袭时需要降解 ECM，突破基底膜，蛋白水解酶 MMP 在其中发挥重要作用。有研究认为，MMP 可降解所有 ECM 成分，促进肿瘤细胞转移。②降低细胞间黏附作用。在细胞恶变过程中，肿瘤细胞能否克服细胞与细胞、细胞与基质的黏附至关重要。MMP 作为一种蛋白水解酶可影响蛋白酶，使贴壁生长的细胞脱落以降低细胞的黏附作用，促进肿瘤细胞的游离。③影响多种生长因子的活性。MMP 影响许多生长因子，使其以自分泌和旁分泌的形式通过促丝裂原活性或促细胞存活能力，而促进肿瘤细胞增生，降低凋亡。④水解蛋白质释放某些生物活性物质。其中，MMP-7（也称整合素）能诱导结直肠癌细胞聚集，并提高它们卵巢转移的能力。MMP 作用底物主要是基质中的蛋白多糖和糖蛋白，能够特异地降解 ECM 和基底膜的主要成分，并且能够活化其他 MMP 成员，还能灭活丝氨酸蛋白酶抑制剂。它的作用就是结合到细胞膜，分解细胞表面蛋白质，使细胞松散集合，随后发展为 E-cad 调节的稳定集合，使肿瘤细胞在某个错着点介质中生存下来。目前研究认为，MMP-2 和 MMP-9 在消化道肿瘤侵袭、转移中起着重要作用。

HPA 是体内唯一能降解硫酸乙酰肝素蛋白聚糖（HSPG）的葡萄糖醛酸内切酶。HSPG 是基底膜和 ECM 的主要成分，在 ECM 的装配、溶解性和屏障功能以及在生物活性分子的隔离和稳定中起着重要作用，若被降解则破坏了 ECM 的完整性，使间质屏障功能降低，有利于肿瘤细胞的扩散、转移，并释放出结合在硫酸乙酰肝素上的碱性成纤维细胞生长因子等，以促进血管生长，加速血管的形成，最终导致肿瘤的侵袭、转移。生理状态下，HPA 的表达量很低，主要分布在胎盘、脾脏、血小板以及中性粒细胞、单核细胞、T 淋巴细胞和 B 淋巴细胞等免疫细胞内，但在一些恶性转移性肿瘤细胞中 HPA 则异常高表达，如结肠癌、肝癌、卵巢癌、子宫内膜癌、膀胱癌等。

uPA 是丝氨酸蛋白酶类的主要成员，以酶原的形式分泌后可被激活，具有激活纤溶酶原的活性。纤溶酶能降解多种细胞外基质蛋白，包括纤维连接蛋白、透明玻连蛋白、层连蛋白、纤维蛋白等。uPA 可与肿瘤细胞表面的 uPA 受体（uPAR）结合而在局部不断激活纤溶酶导致基底膜的溶解，从而促进肿瘤细胞转移的发生。有研究证实，在前列腺癌、结直肠癌、子宫内膜癌组织中 uPA 的高表达及活性增强与肿瘤细胞的转移有明确的相关性；而在裸鼠试验中，使用抗 uPA 的反义 mRNA 能抑制结肠癌的卵巢转移。

二、肿瘤细胞黏附性的改变

肿瘤转移过程中基质降解通常伴随细胞黏附特性的改变，一些细胞间黏附分子改变了肿瘤细胞的黏附特性，使肿瘤细胞易于从原位细胞群中解黏附脱离，以及脱离后的肿瘤细胞易于黏附到 ECM。细胞黏附性分为两种：①同质型黏附。其指相同细胞间的黏附，如钙黏蛋白、β-连接蛋白（β-catenin）、免疫球蛋白家族中的癌胚抗原。②异质型黏附。其指肿瘤细胞与宿主细胞、宿主基质的黏附，如整合素、骨桥蛋白、透明质酸受体 CD44、选择素配体 sLeX。黏附分子是一组和肿瘤转移相关的重要因子，它们在细胞相互作用和感知细胞外刺激方面起重要作用。它们相互作用、感受外部刺激、诱导胞内通路、使肿瘤细胞运动和迁移到某个新环境。这些黏附分子根据结构和功能特征分为整合素、钙黏蛋白、免疫球蛋白、选择素和透明质酸受体。

(一) 整合素

整合素是一种位于细胞膜表面的糖蛋白受体家族分子,主要介导异质型黏附;发生细胞之间及细胞与 ECM 之间的黏附反应,参与多种肿瘤细胞的浸润、转移。整合素能结合许多 ECM 分子,包括层黏蛋白、胶原蛋白、纤维蛋白原和玻璃粘连蛋白。整合素可介导转移的肿瘤细胞黏附于卵巢间质细胞,从而利于肿瘤细胞在卵巢内增殖。通过对胃癌、乳腺癌及脑胶质瘤等恶性肿瘤演进的分子细胞学、分子生物学机制的研究发现,肿瘤细胞表面的整合素细胞黏附受体与 ECM 成分黏附所导致的肿瘤细胞游离出基底膜过程,是肿瘤浸润性生长和远处转移的启动步骤,而整合素 β1 能影响结直肠癌细胞与血管内皮细胞、ECM 间的通信,从而影响结直肠癌的转移。

骨桥蛋白(OPN)是一种具有分泌性、黏附性、糖基化磷酸化蛋白分子,诱导整合素介导的运动、凋亡和细胞生存,参与与整合素的结合。近年来发现,OPN 可能是结肠癌进展的重要分子标记;肿瘤和正常结肠组织 OPN 表达差异达 15 倍,而有卵巢转移者表达差异达 27 倍。OPN 促进结肠癌卵巢转移的具体机制目前仍不明确,一种推测是,E-钙黏蛋白经 Wnt 信号途径激活了 TCF4/LEF 转录因子,后者诱导 OPN 表达。研究显示 OPN 影响几个重要分子的表达,如诱导 Met 受体表达增加,造成 HGF(Met 配体)诱导癌细胞整合素 αvβ3 表达增加,促使细胞移动。OPN 增加转移潜能的另一可能机制是通过上调 uPA 表达,增加肿瘤的浸润性。把 OPN 分子分为两个功能区,包括:五肽 GRGDS 区在内的 N 端片段,经磷酸化后可以和整合素受体结合;C 端片段和黏附分子 CD1 结合。目前有研究表明,分泌 OPN 的结直肠癌细胞自原发病灶脱落后经血液循环,可能通过 RGD 序列的作用在卵巢与其受体以及在卵巢上皮细胞间发生黏附,使结直肠癌细胞在卵巢滞留,从而有利于结直肠癌卵巢转移。OPN 可以诱导肿瘤组织微血管密度增加,导致卵巢转移,这可能是结直肠癌卵巢转移的潜在基因治疗靶点。

(二) 钙黏蛋白

钙黏蛋白根据组织分布的不同可分为 E、P、N、V、M 等多种亚型,研究较多的是 E-钙黏蛋白。E-钙黏蛋白是单次跨膜糖蛋白,广泛分布于上皮细胞间,具有钙依赖性的同型细胞黏附作用,参与细胞连接,其表达程度及功能活性状态直接影响细胞的脱落和再黏附,对维持组织结构的完整性、极性及细胞分化等起重要作用。有研究发现,在非早期胃癌组织中,E-钙黏蛋白低表达或不表达与胃癌的组织浸润呈负相关,表达下降时细胞的黏附作用减弱,使肿瘤细胞发生浸润和转移的概率增多;E-钙黏蛋白对结直肠癌术后卵巢转移的发生也有一定的预测作用。在对乳腺癌、结直肠癌、胃癌等的研究中发现,钙黏蛋白-连接蛋白复合体功能的正常发挥有赖于其完整性的保持,其各个组成部分质或量的改变都可以引起功能异常,可以使细胞转为侵袭或运动状态,并赋予细胞与基质相互作用的能力,使肿瘤细胞易于黏附在基底膜上,导致细胞的脱离、侵袭和转移。E-钙黏蛋白主要介导同型细胞的黏附,当 E-钙黏蛋白表达下降或缺失,细胞之间相互黏着力下降,导致肿瘤浸润性生长,一旦获得转移的条件,肿瘤细胞就脱离原发灶而发生转移。裸鼠移植瘤实验发现，E-钙黏蛋白表达下调导致肿瘤细胞连接松散、易脱落，并激活内皮细胞的移动，促进微血管形成。

（三）免疫球蛋白

免疫球蛋白超家族（IgSF）分子是指具有免疫球蛋白样的分子结构。此类分子包括细胞间黏附分子-1（ICAM-1）、血管细胞黏附因子-1（VCAM-1）、神经细胞黏附因子（NCAM）、癌胚抗原（CEA）等。CEA 最初发现于结肠癌和胎儿肠组织中，故名癌胚抗原。CEA 升高常见于结直肠癌、胰腺癌、胃癌、小细胞肺癌、乳腺癌、甲状腺髓样癌等，是一种广谱性肿瘤标志物。CEA 属于免疫球蛋白家族，是一种高度糖基化的细胞表面糖蛋白，可作为一种肿瘤细胞的黏附分子，目前被公认为是结直肠癌复发转移中最有价值的肿瘤标志物之一。研究发现，卵巢间质细胞上有 CEA 受体，可与 CEA 特异性结合，并诱导间质细胞分泌细胞因子（IL-1α、IL-1β、IL-6、TNF-α），从而诱导内皮细胞表达细胞间黏附分子，增加肿瘤细胞黏附并滞留于卵巢，其在结直肠癌卵巢转移中有重要作用。

（四）选择素

进入循环系统内的肿瘤细胞聚集及肿瘤细胞与特定脏器血管内皮的锚定黏附都需要选择素的参与。另外，选择素及其配体在信号转导方面也可能发挥一定的作用。选择素家族根据其来源不同分为 E-选择素、L-选择素和 P-选择素。目前，研究较多的是 E-选择素和 P-选择素，现已发现这两种选择素在结肠癌、肺癌、乳腺癌、恶性黑色素瘤、胃癌、舌鳞状细胞癌、神经母细胞瘤等肿瘤中有促进转移的作用。

sLeX 主要表达在粒细胞和某些肿瘤细胞表面，是内皮细胞-白细胞黏附分子，又称 E-选择素配体。其作为血管内皮细胞表面 E-选择素受体的配体，介导肿瘤细胞与靶器官血管内皮细胞间的黏附，促进肿瘤细胞的定向性趋化活动。sLeX 最常表达在上皮性肿瘤的细胞表面，如卵巢癌、结肠癌和乳腺癌等。其中，结肠癌组织中 sLeX 表达的阳性率为 76%～90%。高表达 sLex 的肿瘤细胞易由原发灶脱落进入血管，与卵巢血管内皮细胞表面 E-选择素受体相互识别和黏附，形成卵巢转移瘤。这一过程目前被认为是结直肠癌卵巢转移的关键一步。

（五）透明质酸受体

透明质酸受体（CD44）家族是一种多功能的细胞表面跨膜糖蛋白，主要与细胞外基质中的透明质酸结合，也能与胶原蛋白、层粘连蛋白、纤维连接蛋白等结合，参与细胞和基质的黏附，从而促进肿瘤的转移。目前发现有 9 种 CD44 变异分子，与肿瘤的侵袭和转移密切相关的是 CD44v6、CD44v9。

CD44 是新近发现的与肿瘤发生和转移密切相关的重要的黏附分子，属于黏附分子家族透明质酸受体类，可改变肿瘤细胞表面黏附分子的构成和功能，直接影响肿瘤细胞与细胞外基质的结合能力，促进肿瘤细胞与血管内皮细胞间的黏附，同时可促进肿瘤基底膜的降解，刺激新生血管的形成，促进肿瘤细胞的浸润。研究发现，血清 CD44 的表达与胰腺癌、乳腺癌、胃肿瘤和结直肠癌等肿瘤的生成、进展、浸润及转移密切相关。CD44v6 是多种细胞均可表达的跨膜糖蛋白，参与细胞与间质的相互作用，介导细胞与细胞的黏附，其作为 CD44 的剪接体在许多肿瘤组织中都有过度表达，其表达与人类结直肠癌具有相关性。

三、肿瘤细胞在卵巢微环境中生存

肿瘤转移过程并不是简单的血液循环中出现肿瘤细胞，也说明卵巢的防御机制失衡。卵巢具有复杂的免疫功能，恶性肿瘤卵巢转移灶的形成是肿瘤细胞和卵巢微环境相互作用的结果。卵巢的一些病理生理变化有助于肿瘤细胞卵巢转移灶的形成，包括卵巢间质炎性反应、免疫抑制以及内分泌代谢改变等。传统观点认为，内皮细胞、巨噬细胞、特异性自然杀伤（NK）细胞、储脂细胞和树突状细胞等细胞具有免疫功能，可预防肿瘤细胞的入侵。卵巢内主要抑制肿瘤转移的细胞是卵巢非特异性吞噬细胞。卵巢内 NK 细胞随着年龄增加，数量也发生变化，中年以后卵巢内效应 NK 细胞减少，直接导致患者更容易发生肿瘤转移至卵巢。肿瘤细胞也可通过释放可溶性细胞因子（包括促炎性细胞因子、趋化因子和活性氧产物等）和改变细胞表面特殊受体，使卵巢局部微环境发生改变，以适合肿瘤细胞的生长。

肿瘤细胞从原发部位脱落后，能够以非黏附性依赖状态存活并且能够在新的环境下种植生长是其转移的一项重要特点。通常地，正常细胞脱落后，失去细胞黏附状态，细胞将很快发生凋亡或者被免疫系统清除。而肿瘤细胞则有着与正常细胞不同的细胞存活能力，有多种分子参与其中。

（一）肿瘤细胞的运动能力

肿瘤细胞的运动能力是肿瘤侵入的先决条件，也是肿瘤转移扩散的关键。肿瘤细胞转移的迁移机制由运动因子启动，运动因子与受体结合后通过信号引发癌细胞运动。

（1）肝细胞生长因子（HGF）。HGF 又称纤溶酶原相关的生长因子-1，是一种局部诱导因子，能与 Met 受体结合，刺激 FAK 的酪氨酸磷酸化，并且与 Ras 信号通路关联，从而促进肿瘤生长。HGF 能够刺激机体几乎所有组织的浸润性生长，能使肿瘤细胞不受细胞间接触抑制效应影响而快速生长和侵袭转移。HGF 在甲状腺癌、乳腺癌、卵巢癌、子宫内膜癌、肺癌、鼻咽癌、口腔癌、中枢神经系统肿瘤及消化系统肿瘤组织中呈高表达，该因子的拮抗剂能抑制肿瘤细胞的生长及转移。

（2）趋化因子（chemokine）。趋化因子是指具有趋化功能的细胞因子，主要具有对淋巴细胞、单核细胞及粒细胞等的趋化吸引和激活作用，使免疫前体细胞和干细胞迁移到不同的器官和组织。在器官形成、血细胞的发生及炎性反应中趋化因子起到"归巢"信号的作用，这种信号机制在恶性肿瘤转移过程中也具有重要作用。靶器官产生和释放特殊的趋化因子，通过对应的特殊受体吸引附近和远处的肿瘤细胞。研究证实，卵巢上皮细胞有较高浓度的趋化因子 12（12，CXCL12），其受体趋化因子受体 4（CXCR4）在正常组织中表达很低或不表达，但 CXCR4 是肿瘤组织中最常见的趋化因子受体（结直肠癌、乳腺癌、胰腺癌等23种不同肿瘤中均有表达）。当CXCR4与CXC12结合后，能够诱导Gi蛋白依赖的信号转导，造成细胞迁移和组织浸润。研究发现，当阻断结肠癌细胞株的CXCR4功能后，该细胞株的卵巢转移能力大为下降；这种阻断并没有影响肿瘤细胞的浸润功能，但是通过影响肿瘤生长的微环境使肿瘤细胞不能进一步增殖。

（二）肿瘤细胞转移至卵巢后逃避正常的凋亡途径

（1）肿瘤坏死因子相关凋亡诱导配体（TNF-related apoptosis-inducing ligand, TRAIL）。TRAIL是肿瘤坏死因子家族成员，它是一种跨膜蛋白，但是胞外域能够被蛋白酶水解并从细胞表面脱落下来，引起细胞凋亡。由于在人的卵巢NK细胞内能够大量表达TRAIL，结肠癌低表达TRAILR1，这将使肿瘤细胞逃脱卵巢NK细胞引起的细胞凋亡。

（2）β干扰素（interferon-β，IFN-β）。IFN-β具有抗转移作用，转移性卵巢肿瘤的细胞呈IFN-β抵抗性。

（3）细胞间质上皮转换因子（cellular-mesenchymal epithelial transition factor, c-Met）。c-Met是一种跨膜的酪氨酸激酶受体蛋白，它的配体主要是肝细胞生长因子（HGF）。HGF与c-Met结合后，促进一系列细胞内信号转导和分子事件，包括促进细胞有丝分裂、迁移、形态改变和存活等。c-Met高表达是肿瘤卵巢转移的一个重要危险因素。

（三）恶性肿瘤卵巢转移的重点

恶性肿瘤卵巢转移的重点在于卵巢当中的肿瘤细胞能否生存下来并增殖。肿瘤细胞分泌的生长因子可通过内分泌、旁分泌及自身分泌调节作用，促使肿瘤细胞在转移灶生长。

（1）血管内皮生长因子（VEGF）。VEGF是一种能够特异性作用于血管内皮的细胞生长因子，选择性地增强血管和淋巴管内皮细胞的有丝分裂，促进新生毛细血管的建立，从而为肿瘤细胞的生长和迁徙提供营养。肿瘤组织产生的VEGF是新生血管形成的中心调控因子，其主要功能包括：①促进血管内皮细胞增殖和新血管的形成。②促进微静脉、小静脉通透性增加，有利于蛋白质大分子外渗，部分外渗的蛋白质可形成纤维蛋白原，支持内皮细胞生长并促进淋巴内皮细胞生长。VEGF增加了肿瘤细胞脱离原发灶的机会和途径，并促成肿瘤的生长。

（2）组织因子（tissue factor，TF）。TF是机体外源性凝血途径的始动因子，在生理性止血中起重要作用。在正常机体组织细胞内TF表达较低或几乎不表达，但在多种实性恶性肿瘤（如乳腺癌、前列腺癌、肺癌、恶性黑色素瘤、胰腺癌等）中均可检测到有TF的高表达。目前，TF在肿瘤侵袭及转移方面的机制尚未明确，其可能机制如下：①FⅦα与TF结合引发细胞内信号转导机制，诱导基质金属蛋白酶及血管内皮生长因子表达上调。②基质金属蛋白酶使肿瘤周围基质降解，VEGF促进肿瘤新生血管形成，从而导致肿瘤的侵袭及转移。

(3) 表皮生长因子（EGF）。EGF 与结直肠癌的发生及进展关系密切，并且在转移性结直肠癌组织中表达增强。表皮生长因子受体（EGFR）主要与胞外 EGF 以及 TGF-α 等结合，通过丝裂原激活蛋白酸（mitogen-activated protein kinase，MAPK）及 PI3K 通路产生增殖、分化、凋亡等生物学作用。针对 EGFR 的靶向治疗药物西妥昔单抗在进展期结直肠癌的治疗中应用最为广泛。

(4) 胰岛素样生长因子（insulin like growth factor，IGF）。IGF 能以自分泌或者旁分泌的形式促进有丝分裂、细胞转化和抑制凋亡。IGF 都是由肿瘤细胞周围的成纤维细胞分泌的，对肿瘤细胞的调节有双向效应，其主要依赖于分泌的浓度。一般来说，IGF 中等浓度促进肿瘤细胞的生长和肿瘤血管的生成，而高浓度则对肿瘤细胞产生杀伤作用。在一些恶性肿瘤（包括结直肠癌、胰腺癌、恶性胶质瘤等）中，IGF-Ⅰ、IGF-Ⅱ、IGF-ⅠR 表达都增加。IGF-Ⅰ是引起和维持卵巢炎性反应的关键因素，而这种炎性反应微环境是发生肿瘤卵巢转移所必需的。临床前期研究表明，应用单克隆抗体下调 IGF-ⅠR 信号可以改变肿瘤细胞的基因表型和提高对抗癌药物的敏感性。IGF-ⅠR 也许是消化道肿瘤分子治疗的潜在靶点，相关的临床研究也正在进行。

(5) 环氧化酶（cyclooxygenase，COX）。COX 在正常组织中很少表达，在组织损伤、炎症、肿瘤等情况下表达增强。目前发现有 COX-1 和 COX-2 两种形式。COX-1 参与维持多种细胞的正常生理功能，COX-2 参与炎症、肿瘤等病理过程。COX-2 在非小细胞癌、头颈部肿瘤、乳腺癌、食管癌、胃癌、直肠癌、胰腺癌等多种恶性肿瘤组织中均有高表达，并可参与肿瘤细胞的增殖、侵袭、分化及凋亡等。COX-2 主要通过抑制细胞凋亡、抑制机体免疫功能、促进血管生成、增加肿瘤细胞的侵袭能力和促进癌变而参与肿瘤的形成。COX-2 促进肿瘤侵袭和转移的作用机制如下：①通过对多种细胞增殖调节基因的调控，如上调肿瘤中表皮生长因子受体（EGFR）、增殖细胞核抗原（PCNA）的表达，促进细胞增殖和抑制细胞凋亡。②刺激肿瘤新生血管形成。研究发现，COX-2 具有上调血管内皮生长因子（VEGF）、血小板源性生长因子（PDGF）、纤溶酶原激活物抑制剂 1（PAI-1）等促血管生成因子的作用。③上调肿瘤细胞 MMP 和 uPA 的表达，对细胞外基质及基底膜成分起降解作用，促进肿瘤细胞的侵袭和转移。

恶性肿瘤卵巢转移是一个复杂的过程，涉及多种分子事件。通过研究，人们对肿瘤转移潜能的获得机制、肿瘤的遗传异质性、肿瘤干细胞、上皮细胞-间充质细胞的转换以及肿瘤细胞与基质及微环境的相互作用等方面有了新的认识，但转移的过程相当复杂，仍有许多问题尚未明确，有待进一步研究这些分子事件的发生机制，这会有助于转移性卵巢肿瘤的治疗。例如，已批准抗血管内皮生长因子单克隆抗体贝伐珠单抗（bevacizumab）治疗进展性结肠癌。在大规模的临床试验中，联合使用贝伐珠单抗和氟尿嘧啶、亚叶酸钙及伊立替康方案（IFL 化疗方案）取得了比单用 IFL 优良的效果。目前，仍在进一步研究针对 Met、Src、MMP 以及黏附分子等方面的药物，通过研究这些药物抑制肿瘤发生和转移的分子机制，将可能有针对性地治疗或预防转移性卵巢肿瘤。

第二节 恶性肿瘤卵巢转移的相关基因研究

一般来讲，随着血流播散至卵巢的肿瘤细胞到达卵巢后，其和卵巢上皮细胞、间质细胞、免疫细胞及炎症细胞的相互作用决定了肿瘤细胞的命运。肿瘤的转移包括细胞外基质的蛋白水解、黏附改变、局部浸润、血管生成、血管内散播及免疫逃逸等，这与卵巢的局部微环境密切相关，参与这些生物学事件的分子机制极其复杂。恶性肿瘤的卵巢转移历经多个步骤，涉及一系列基因改变。

随着分子生物学技术的迅速发展，通过对基因表达谱的筛选及生物学研究，人们不断发现新的基因参与肿瘤卵巢转移的过程。为了阐述其分子机制，为今后的检测和治疗提供参考，本节就近年来肿瘤卵巢转移，特别是消化系统肿瘤卵巢转移相关基因的研究热点与最新成果简述如下。

一、黏附分子

（一）癌胚抗原

癌胚抗原（CEA）正常表达于胎儿的消化道上皮，也表达于许多恶性肿瘤尤其是结直肠癌中。研究证实，CEA 可以改变肿瘤细胞的黏附性，从而增加血液循环中的肿瘤细胞在卵巢内的滞留与种植。CEA 可以进一步通过与卵巢上皮细胞上特定受体结合，诱导细胞因子 TNF-α、IL-1 和 IL-6 的释放，改变卵巢微环境，使结直肠癌肿瘤细胞易于在卵巢生存。同时，这些细胞因子又可以诱导内皮细胞 ICAM-1 的表达，导致结直肠癌细胞的黏附增加。上述研究表明，CEA 是通过诱导卵巢上皮细胞释放相关细胞因子而在结直肠癌卵巢转移中发挥作用。CEA 在血液里的浓度升高往往提示肿瘤卵巢转移的可能，并且有研究证实胆汁内 CEA 的水平与卵巢转移也是平行的。

（二）E-钙黏蛋白和 CD44

E-钙黏蛋白（E-cad）是细胞间连接中钙依赖型糖蛋白。其表达下调可使细胞间的黏附力减弱，使肿瘤细胞易于脱落，导致远处转移。研究表明，结直肠癌、胃癌、胰腺癌等肿瘤的卵巢转移往往都伴随着 E-钙黏蛋白的表达下调，而上调 E-钙黏蛋白的表达水平则可明显抑制肿瘤卵巢转移。最新研究发现，E-钙黏蛋白的下调促进胆囊癌的卵巢转移。

CD44 是主要在上皮源性细胞和肿瘤中表达的黏附分子，通过促进血管内的肿瘤细胞与血管内皮细胞之间的黏附作用，从而使播散入血的肿瘤细胞在远处器官种植。其中 CD44v6 被认为参与结直肠癌的卵巢转移过程。一项多因素分析研究表明，E-钙黏蛋白表达高低与肿瘤分化程度负相关，CD44 表达与肿瘤的静脉浸润密切相关，检测 E-钙黏蛋白与 CD44 比值（E-cad/CD44）对评估结直肠癌的预后有重要的提示作用；其比值越小，结直肠癌发生卵巢转移的可能性就越大。

（三）细胞间黏附分子-1

细胞间黏附分子-1（ICAM-1）是免疫球蛋白超家族的成员之一，可以介导细胞毒性T淋巴细胞与NK细胞之间的信号转导。ICAM-1与其受体白细胞功能相关抗原-1（LFA-1）相结合可以激活细胞免疫系统，进而促进对肿瘤细胞的杀伤作用。研究表明，ICAM-1在结直肠癌中的高表达可一定程度上抑制肿瘤生长速度及卵巢转移的发生，ICAM-1纯合子缺失的小鼠更容易出现B16黑色素瘤的卵巢转移。也有研究表明，ICAM-1的下调促进了胰腺癌的卵巢转移，这归因于TGF-β对ICAM-1的抑制调控。表明可以利用过表达ICAM-1的方法抑制恶性肿瘤的卵巢转移。

（四）Maspin

Maspin（乳腺丝抑蛋白）是一种分泌型蛋白，其在乳腺癌的表达下调或缺失介导了乳腺癌的转移。其染色体定位在18q21.3，此位点被称为是丝氨酸蛋白酶抑制剂集落。Maspin作用的酶类目前不完全清楚。研究表明，结直肠癌卵巢转移灶中Maspin的表达水平显著高于原发灶与正常大肠黏膜，而Maspin的表达升高往往也与发生卵巢转移明显相关。推测Maspin在结直肠癌卵巢转移中的作用机制为：在卵巢转移的早期阶段，Maspin表达上调，通过抑制一些黏附分子的表达水平，降低结直肠癌细胞的黏附能力，有利于癌细胞脱落，从而启动转移进程；在卵巢转移的晚期阶段，Maspin表达下调使结直肠癌细胞黏附能力增加从而不易于脱落肿瘤细胞沿着血液系统在卵巢定植形成转移瘤。Nature曾发表研究，由于前列腺癌卵巢转移和Maspin的表达显著相关，可以利用核内被细胞因子激活的kappaB抑制因子激酶α（IKK-α）通过抑制Maspin的表达来控制结直肠癌的卵巢转移。

（五）骨桥蛋白

骨桥蛋白（OPN）是一种分泌型的磷酸化糖蛋白，其所含的RGD（Arg-Gly-Agp）序列是与细胞黏附有关的重要功能域，可以诱导整合素介导的运动、抗凋亡和细胞生存。证据表明，OPN的表达介导了结直肠癌与胰腺癌的卵巢转移过程，利用OPN抗体封闭肿瘤细胞，则可显著抑制结直肠癌的卵巢转移。有学者对结直肠癌伴卵巢转移的组织样本进行基因芯片分析，结果表明，OPN在卵巢转移灶中的表达最高，原发灶中次之，正常大肠黏膜表达最低，提示OPN在结直肠癌卵巢转移中有潜在作用。进一步功能研究提示：OPN过表达后，E-钙黏蛋白等黏附分子表达减少，肿瘤细胞之间细胞间隙连接功能被抑制，肿瘤细胞之间黏附力下降，侵袭、转移能力增强，使肿瘤细胞易于从原发灶脱离进入血液循环；OPN也促使另一促转移分子CD44表达增高，使细胞外基质及血管内皮细胞之间的异质黏附能力增强，为脱落的肿瘤细胞在流经血液过程中在卵巢滞留与定植提供了可能，并且卵巢中存在OPN的趋化性受体CD44以及另一受体整合素，它们之间的配体-受体作用，使结直肠癌易于在卵巢形成转移灶。综合文献分析，OPN在结直肠癌卵巢转移发生发展过程中其他可能的作用机制为：①β-catenin通过Wnt

信号通路激活了 TCF4/LEF 转录因子，从而诱导 OPN 表达。研究表明，OPN 可以促进 Met 受体表达增加，促使 Met 配体 HGF 介导的细胞移动。另外，OPN 诱导肿瘤细胞 αvβ3 整合素表达增加，促使肿瘤细胞移动。②OPN 通过上调 uPA 表达，增加肿瘤的浸润特性。以上证据充分表明，OPN 参与结直肠癌的卵巢转移。

二、蛋白溶解酶

（一）基质金属蛋白酶

基质金属蛋白酶（MMP）是由多种蛋白质水解酶组成的蛋白质家族，与肿瘤转移密切相关。MMP 可通过降解细胞外基质与毛细血管内皮基质，促使肿瘤细胞进入血管而发生转移，在结直肠癌分化、浸润和转移中发挥重要作用。MMP 的表达和分泌受 IL-1、IL-4、IL-6、TNF-α 及生长因子的调节。截至目前，MMP 家族至少有 29 个成员，其中 MMP-7 被称为整合素，可以结合细胞膜、分解细胞表面蛋白，使细胞松散。研究表明，过表达 MMP-7 可诱导结直肠癌的肿瘤细胞聚集，促使其在卵巢形成转移灶。

基质金属蛋白酶组织抑制因子（TIMP）是 MMP 的抑制剂。其中，TIMP-1 占大多数，影响细胞的增殖与凋亡，在不同分期的结直肠癌中均有一定表达。

kazal 基序逆向诱导胱氨酸丰富蛋白（RECK）作为一种抑癌基因，可以在转录后抑制 MMP-2、MMP-9 及膜 1 型基质金属蛋白酶（MT1-MMP）成员的表达，降低 MMP 对细胞外基质的降解作用，从而抑制肿瘤的侵袭、转移。在恶性肿瘤中，MMP 与 TIMP、RECK 互为拮抗，MMP 表达升高而 TIMP 和 RECK 表达下降。国外学者发现，结直肠癌卵巢转移患者行化疗后肿瘤组织周围的卵巢实质中 MMP-2 与 MMP-9 表达上调，考虑其与结直肠癌卵巢转移的发生有关，并可能是术后卵巢转移灶复发率高的原因。

（二）纤溶酶原激活物

纤溶酶原激活物（PA）与 MMP/TIMP 作用机制类似，纤溶酶原激活物（PA）亦可降解细胞外基质，PA 抑制物 1（PAI-1）则可以拮抗 PA 的作用。PAI-1 在卵巢转移瘤灶内皮细胞中表达，可以防止血管生成过程中细胞外基质过分降解；PAI-1 在转移灶基质中表达，可以抑制肿瘤组织中基质的降解。PA 与 PAI-1 在肿瘤中的表达失调则会导致肿瘤播散至卵巢，或促使播散至卵巢的肿瘤细胞在卵巢内的血管形成，影响肿瘤在整个卵巢转移的进程。

（三）尿激酶型纤溶酶原激活物受体

尿激酶型纤溶酶原激活物受体（uPAR）是参与肿瘤卵巢转移的重要因素。其可结合并激活尿激酶型纤溶酶原激活物（uPA）配体，将纤维蛋白溶酶原转化为纤维蛋白溶酶，后者通过激活细胞外的前 MMP 转化为有活性的 MMPs，从而介导细胞外基质的降解。研究表明，uPAR 表达上调依赖于 ERK 信号通路，也依赖于 Src 激酶的激活。另外，uPAR 也可激活 ERK，促使下游的蛋白激酶和转录因子磷酸化，导致细胞增殖、运动和浸润。因此，uPA 的激活和前 MMP-7 蛋白水解酶激活之间存在紧密联系，MMP-7

和 uPAR 的失调在结直肠癌卵巢转移发展中发挥重要作用。

三、细胞生存与凋亡相关基因

（一）白细胞分化抗原 10

白细胞分化抗原 10（CD10）是细胞表面锌依赖性金属蛋白酶，它在多种正常细胞、肿瘤细胞及一些肿瘤组织的间质细胞中表达，调控着肿瘤的浸润、转移。CD10 作用底物广泛，通过裂解生物活性肽发挥不同的生物活性。甲硫氨酸脑啡肽（methionine enkephalin，MENK）是 CD10 的作用底物之一。结直肠癌脱落细胞产生的生物活性物质可诱导卵巢组织 MENK 的表达上调，MENK 可通过激活阿片样受体从而抑制表皮生长因子受体（EGFR）的磷酸化和细胞外信号调节激酶，并激活 p38 凋亡途径，抑制肿瘤细胞的增殖。在 CD10 表达阳性的卵巢组织中，CD10 可降解 MENK，降低其抗肿瘤作用，促进结直肠癌的卵巢转移。研究发现，抑制 CD10 后可显著降低 CD10 阳性结直肠癌细胞的卵巢转移，提示 CD10 或许会成为今后结直肠癌卵巢转移新的治疗靶点。

（二）CXCR4

CXCR4 是趋化因子 CXC12 的受体，CXC12 也称为基质细胞衍生因子 – 1（SDF-1）。当结直肠癌 CXCR4 结合其配体 SDF-1 时，便可激活胞内相关信号通路，使细胞发生上皮细胞间质化（epithelial-mesenchymal transition，EMT），促进肿瘤细胞侵袭和转移。CXCR4 表达越高的患者，预后也越差。干预 SDF-1/CXCR4 轴或许可以改变结直肠癌卵巢转移这一转归。亦有研究表明，CXCR4 在结直肠癌卵巢转移中发挥作用并非通过诱导肿瘤细胞侵犯，而是通过改变卵巢微环境，从另一层面说明 CXCR4 有利于结直肠癌卵巢转移的发生。

（三）c-Met/HGF

c-Met 是肝细胞生长因子/散射因子（HGF/SF）的受体，具有酪氨酸激酶活性，与多种癌基因产物和调节蛋白相关，参与细胞信息传导、细胞骨架重排的调控，是细胞增殖、分化、凋亡和运动的重要因素。目前认为，c-Met 与多种肿瘤的发生和转移密切相关。研究发现，动物模型中结直肠癌细胞系卵巢转移灶 c-Met 水平明显高于脾脏转移灶水平，提示卵巢微环境或许影响 c-Met 的表达。抑制 c-Met 水平可以使人结直肠癌卵巢转移灶数目明显减少，提示 c-Met 激活对结直肠癌卵巢转移生长至关重要。c-Met 过表达有可能与激活的 Wnt 通路和 β-catenin 积聚有关，造成肿瘤形成，c-Met/HGF 轴可能是新的治疗靶点。肝细胞生长因子（HGF）能刺激多种上皮和内皮细胞进行有丝分裂、运动，在组织器官损伤修复、形态发生和肿瘤转移过程中发挥重要作用，被认为是肿瘤细胞侵袭与转移的潜在刺激因子。HGF 受体（HGFR）由 *c-Met* 基因编码，与 HGF 相结合发挥生物学效应。研究发现，c-Met 高表达的结直肠癌，其发生卵巢转移的概率明显增高，提示 c-Met 可作为预测结直肠癌卵巢转移潜能的指标。近来研究发现，同时性卵巢转移患者较不伴卵巢转移患者结直肠癌原发灶的 HGF 水平明显升高，这提示 HGF 表达水平越高,卵巢转移的可能性越大。

(四)分化调节基因

分化调节基因-1(*DRG1*)是一种管家基因,在肿瘤中起抑癌基因作用,抑制肿瘤的转移。研究表明,*DRG1*在结直肠癌转移细胞中明显下调。若过表达*DRG1*的水平,裸鼠中卵巢转移灶数目就显著减少。

(五)KRAS

*KRAS*是一种高度保守的原癌基因,介导信号转导。研究表明,*KRAS*基因突变可使P21蛋白表达,持续性促进细胞有丝分裂,诱导肿瘤的浸润与转移。研究发现,晚期结直肠癌中*KRAS*基因突变较早期结直肠癌中*KRAS*的突变更频繁,导致部分患者对利妥昔单抗治疗耐药,这可能导致最终发生卵巢转移的结局。Hoogwater等人研究发现,*KRAS*可通过影响相关凋亡受体而促进结直肠癌的卵巢转移。另外,*KRAS*基因及其效应分子可转化凋亡受体CD85,使其成为促使肿瘤细胞侵袭的受体,从而发挥促进卵巢转移的作用。

(六)β干扰素

β干扰素(IFN-β)是具有抑制肿瘤转移效应的细胞因子。早在2001年就有研究证实,利用表达IFN-β的腺病毒注射结直肠癌卵巢转移动物模型,小鼠可以有更长的生存期。进一步研究证实,IFN-β耐受的结直肠肿瘤亚细胞系注射小鼠后,与对照组相比,细胞内凋亡相关基因明显下调,卵巢转移数目明显较多,而用高剂量的IFN-β对耐受组进行干预时,卵巢转移灶的数目又明显减少,这表明IFN-β能够改变相关基因表达,抑制结直肠癌的卵巢转移。在结直肠癌卵巢转移小鼠模型中,5-Fu联合IFN-β可以明显提高治疗效果,使小鼠有更长的生存时间。研究证实,IFN-β注射小鼠可以显著减少眼黑色素瘤的卵巢转移灶数目。对IFN-β进行深入的、更大规模的研究或许会找到今后预防结直肠癌卵巢转移较为便捷的手段。

(七)诱生型一氧化氮合酶

诱生型一氧化氮合酶(inducible nitric oxide synthase,iNOS)对卵巢转移发展起重要作用。机体细胞受细胞因子(如干扰素、肿瘤坏死因子、白介素等)的诱导而使iNOS激活,催化机体产生一氧化氮,参与血管生成及肿瘤发生、发展和转移等过程,该过程受Wnt/β-catenin通路调控。iNOS诱导的一氧化氮在体内与肿瘤的作用机制主要取决于一氧化氮的浓度。一般认为,中、低浓度的一氧化氮有助于肿瘤的进展与转移。研究表明,当iNOS低表达的细胞系过表达iNOS时,结直肠癌细胞的转移潜能提高。

(八)核基质蛋白质

细胞核形状变化是核基质组成发生改变的结果,核基质蛋白质(nuclear matrix protein,NMP)是核基质框架的重要组成部分。核基质框架改变影响转录和复制,进而改变基因表达，导致恶性转化。Clinical Cancer Research 曾发表一篇文章，分析了健康人群结直肠组织、结直肠癌患者的结直肠组织与对应卵巢转移 NMP 的表达，发现 NMP-15 与卵巢转移有密切的联系，结直肠癌患者的卵巢转移过程伴随着 NMP 的类型转变，检测患者 NMP 的类型及表达的水平可用来预测患者有无发生卵巢转移。因为其表达在卵巢转移灶、转移灶临近的卵巢组织和对应的结直肠癌中，但不表达在宿主的正常卵巢组织、临近结直肠组织、正常结直肠组织和卵巢低转移潜能的结直肠细胞系，因此，NMP-15 或许成为结直肠癌高转移潜能及卵巢转移的标志物。

（九）TP53

TP53 是最常见的抑癌基因，其表达水平与肿瘤的恶性程度密切相关。研究表明，外周血 TP53 基因突变与结直肠癌的血行转移呈明显正相关。有学者研究证实，结直肠癌卵巢转移患者的 TP53 基因突变率要显著高于无卵巢转移者。最新测序研究表明，结直肠癌 TP53 突变率为 47%，而在卵巢转移灶中为 67%，提示 TP53 突变和卵巢转移密切相关。

（十）Smad 家族

Smad 蛋白是 TGF-β1 家族成员信号转导过程中的关键成员，参与 TGF-β1 超家族所发挥的大部分细胞作用与生理功能。Smad 蛋白分为 3 类：受体调节的 Smad 蛋白（R-Smad）、公共 Smad 蛋白（Co-Smad，Smad4）和抑制型 Smad 蛋白（Smad6/7）。

染色体 18q 的杂合性缺失是结直肠癌发展的晚期事件，SMAD 4 是染色体 18q 缺失最重要的靶基因之一。Smad4 是 TGF-β1 通路的重要胞内信号级联分子，调控靶基因的表达。抑制型 Smad 蛋白同样也需要与 Smad4 相互作用，才能抑制 TGF-β1 信号的传递而发挥作用。一旦 Smad 表达异常，会影响整个通路的生物学功能，导致细胞生物行为的改变，甚至使细胞无限增殖恶变。研究表明，M1 期结直肠癌 Smad4 的缺失明显高于 M0 期。M0 期组和卵巢转移组之间 Smad4 差异也很明显。研究表明，在结直肠癌中抑制 Smad4 的水平使 TGF-β1 由抑制肿瘤变为促进肿瘤，小鼠的卵巢转移明显增多，证明 Smad4 蛋白的失活对进展期结直肠癌的发展至关重要。

Smad7 作为 TGF-β1 通路的负性调控转录因子，可以抑制炎症反应或者对肿瘤的发生与发展起抑制作用。研究发现，在胆囊癌中，Smad7 是胆囊癌卵巢转移的重要调节因子之一。在胆囊癌中，炎症反应促使 miR-20a 这一促癌 miRNA 的上调，通过靶向抑制 Smad7 而促进胆囊癌细胞的转移和侵袭功能。其中，SMAD 7 在胆囊癌中作为抑癌基因低表达，是胆囊癌卵巢转移的重要因素之一。此外，国外研究发现，敲除结直肠癌细胞中的 Smad7，卵巢转移模型中，小鼠的卵巢转移灶明显增多，这证实 TGF-β/Smad7 信号通路对结直肠癌的卵巢转移起抑制作用，提示卵巢转移进程中或许有 Smad 通路的异常。

（十一）Survivin

Survivin 是凋亡抑制蛋白（inhibitor of apoptosis，IAP）家族的新成员，是目前发现最强的凋亡抑制因子。Survivin 功能复杂，通过抑制 Caspase（半胱氨酸依赖的天冬氨酸定向蛋白酶）抑制细胞凋亡，促进细胞转化并参与细胞的有丝分裂、血管的生成和肿瘤细胞耐药性的产生等作用。Survivin 基因只在肿瘤和胚胎组织中表达，与肿瘤细胞的增殖、浸润及远处转移密切相关。目前认为，该基因可抑制结直肠癌肿瘤细胞与肿瘤血管内皮凋亡，促进结直肠肿瘤细胞的增殖，并与远处转移及患者预后密切相关。研究发现，Survivin 基因高表达的直肠癌患者远处转移的发生率为 78%，而低表达者仅为 18%。目前认为，COX-2 抑制剂塞来昔布（celecoxib）被认为可以抑制 Survivin 蛋白在肿瘤组织中的表达。研究认为，塞来昔布活化磷酸化 p38 丝裂原激活蛋白激酶（MAPK），该激酶可下调 Survivin 的表达，从而可以抑制结直肠癌肿瘤细胞的增殖及进展，为卵巢转移这一转归提供了干预靶点。

（十二）肿瘤坏死因子相关的凋亡诱导配体

肿瘤坏死因子相关的凋亡诱导配体（TRAIL）属于 TNF 家族，诱导肿瘤细胞凋亡而对正常细胞起保护作用。TRAIL 主要在人卵巢 NK 细胞上表达，在 T 淋巴细胞中不表达。其有 4 个不同的 TRAIL 受体，其中 TRAIL-R1 和 TRAIL-R2 是凋亡诱导受体，而 TRAIL-R3 和 TRAIL-R4 并不诱导凋亡，而是捕获受体。研究表明，TRAIL 和它的 4 个受体表达的变化对转移的肿瘤细胞的生存、发展有重要作用。在结直肠癌中，高表达 TRAIL-R1 的患者 5 年无瘤生存率明显高于低表达组的患者，低表达组患者有较高的复发和转移的风险，提示 TRAIL-R1 可能是结直肠癌一个独立的预后因素。TRAIL-R2 的表达使肿瘤细胞更易于受到 NK 细胞杀伤。最近的研究表明，TRAIL 经抗体特异拮抗后，动物模型中结直肠癌卵巢转移明显增多。

（十三）细胞周期分子

细胞周期蛋白 D（cyclin D）在细胞从 G1 期到 S 期转换中发挥重要作用。研究发现，结直肠癌卵巢转移灶侵袭型边缘组织中的 cyclin D 的水平与肿瘤的生物学行为密切相关，且上皮细胞中的 cyclin D 表达水平在伴随血管侵袭和淋巴转移的患者中明显增高，因此，cyclinD 表达水平或可作为结直肠癌卵巢转移的风险评估因素之一。细胞周期蛋白依赖性激酶（CDK）在 G1 到 S 期转化以及 S 期的进程中至关重要。CDK2 与 cyclin A 及 cyclin E 结合，完成 DNA 的复制。CDK2、cyclin A 和 cyclin E 在早期结直肠癌中的表达显著升高，介导肿瘤细胞的异常增殖，而晚期结直肠癌中 CDK2、cyclin A 和 cyclin E 的表达反而降低这与和卵巢转移密切相关。

四、血管生成

转移灶的形成依赖于血管的生成。血管内皮生长因子（VEGF）在大多数恶性肿瘤中高度表达，通过与 VEGF 受体（VEGFR）结合，直接促进肿瘤血管生成。共有 6 种不同的 VEGF。VEGF-A（常用 VEGF 表示）发现早、研究较多，根据其 mRNA 的剪切方式可形成 7 种蛋白异构体：VEGF121、VEGF145、VEGF148、VEGF165、VEGF183、VEGF189、VEGF206。特定类型 VEGFR 的表达可增加患者的肿瘤发生卵巢转移的倾向。

VEGF在结直肠癌卵巢转移过程中至关重要，VEGF表达阳性的肿瘤患者的复发和死亡的风险增加，往往伴随着不良的预后。研究发现，结直肠癌卵巢转移灶和腹腔内其他转移灶内VEGF的类型及表达量不同，因此抑制卵巢转移需用特定类型的VEGF抑制剂。贝伐珠单抗可阻止VEGF-A与VEGFR结合，且不会产生针对自身的抗体，可用于无手术指征的晚期结直肠癌尤其是卵巢转移的治疗，延长生存期。在结直肠癌卵巢转移动物模型中，利用小分子抑制剂使VEGFR失活，肿瘤细胞和内皮细胞凋亡增加，而血管新生和转移灶明显减少，这证实了抑制VEGFR可以抑制结直肠癌卵巢转移的假设。

另外，研究显示，结直肠癌原发灶中VEGF表达上调，而卵巢转移灶则表达下调，一种解释是VEGF在原发肿瘤中由于缺氧刺激而上调，而在卵巢实质中由于缺氧刺激消除而下调，这提示VEGF在卵巢转移的发生过程中作用重大，但在卵巢转移维持中作用或许不太大。VEGF增加卵巢转移的另外一种机制是上调uPA表达，在对比研究非转移性和转移性结直肠癌细胞时，VEGF和uPA表达之间存在相关性，说明VEGF通过诱导uPA上调而促使结直肠癌细胞降解局部ECM和侵入新生血管而发挥作用。

五、生长因子

（一）Cripto

Cripto作为表皮生长因子（EGF）家族成员之一，是一种自分泌型肿瘤生长因子。Cripto基因最早在人和小鼠胚胎肿瘤细胞中被发现，在人结直肠癌、胃癌、胰腺癌、乳腺癌、膀胱癌及前列腺癌等中均过度表达，而在正常组织中几乎不表达或低表达，提示其表达或许与恶性肿瘤的生物学特性密切相关。研究发现，Cripto-siRNA可抑制结肠癌细胞的端粒酶活性和下调人端粒酶逆转录酶（human telomerase reverse transcriptase，hTERT），可抑制结肠癌细胞的侵袭能力，并诱导细胞凋亡，这与抑制AKT磷酸化水平有关。Cripto-1在眼黑色素瘤中的过表达或许介导其发生卵巢的转移。研究发现Cripto-1在胃癌中的过表达和卵巢转移明显成正相关。因此，Cripto的过表达介导了多种肿瘤的卵巢转移。

（二）胰岛素样生长因子

胰岛素样生长因子受体1（IGF-1R）是参与结直肠癌卵巢转移的一个重要分子，其表达受IFN-β影响。正常情况下IFN-β下调该受体，抑制肿瘤进展，IFN-β耐受的结直肠癌细胞，其IGF-1R表达上调，表现出具有转移倾向的生物学特性。

研究发现，IGF-1R的表达水平与血管侵犯和卵巢转移成正相关，IGF-1R水平可能会成为卵巢转移形成的标志物。近来研究发现，IGF-1R和肥胖共同在结直肠癌卵巢转移中发挥作用。一方面，IGF-1R的慢性缺失可造成卵巢吞噬细胞的功能不全，炎症因子和血管黏附分子产生减少，引起血清生长激素水平的代偿性增加，促进脂溶作用，改变卵巢微环境，最终促进肿瘤生长；另一方面，IGF-1R减少和肥胖共同引起卵巢巨噬细胞的快速激活，卵巢巨噬细胞释放炎症细胞因子，增强黏附分子的表达和细胞外基质的产生，介导细胞毒作用，有利于脱落的肿瘤细胞在卵巢中定植。

(三)表皮生长因子

EGF 受体(EGFR)信号转导途径在肿瘤细胞的增殖、损伤修复、侵袭及新生血管形成等方面起重要作用。EGFR 与结直肠癌的发生发展密切相关,70%~90% 的结直肠癌组织中有 EGFR 的表达,并且在转移性结直肠癌组织中表达较强。但也有研究表明,原发灶中 EGFR 水平和转移灶中 EGFR 水平无必然联系,不能根据原发灶中 EGFR 水平来评估卵巢转移的可能性大小。近年来,靶向 EGFR 药物已成为肿瘤治疗的热点。针对 EGFR 的肿瘤分子靶向药物,按其性质主要分为两大类:一类是单克隆抗体,目前在我国已上市的有西妥昔单抗、帕尼单抗、尼妥珠单抗等;另一类是小分子抑制剂,已上市的有吉非替尼、厄洛替尼和拉帕替尼等。这些靶向治疗药物应用于进展期结直肠癌,可抑制 EGFR,诱导肿瘤细胞凋亡,使其细胞周期停止在 G1 期,延缓肿瘤的卵巢转移。

第四章 转移性卵巢肿瘤的检查、诊断与治疗

第一节 转移性卵巢肿瘤的检查

一、腹水检查

通过穹窿穿刺的方式，将腹水抽出，行细胞学检查，观察腹水中是否有恶性肿瘤细胞。该类型细胞大小不一，聚集成团互相粘连，呈腺腔样排列；细胞浆边界不清，细胞内可见大小不一、数量不等的分泌泡，核巨大、畸形；染色质疏松深染，核仁明显，未见多倍染色体。此时可以明确诊断为转移性卵巢肿瘤。

二、组织病理学检查

大体观：卵巢形态呈不同程度的改变，可为肾形或卵圆形，表面光滑，无粘连。可见结节状隆起，包膜完整，较薄，为灰黄色或淡棕色，有光泽。肿瘤多数为双侧性。切面呈白色，实质性，中等硬度。瘤内有坏死、出血和囊性变，形成大小不等似海绵状的小囊腔，囊腔内含有黏液或血性液。

镜下观：肿瘤细胞形态与原发肿瘤类似，但肿瘤细胞可呈索条状结构，散在或聚集分布于间质中，排列成索状。若为黏液腺癌，黏液细胞胞质丰富，用伊红染色时，核染色质浓染，在间质中呈腺泡状，特别是典型的印戒细胞的细胞内产生大量黏液，细胞核被挤向细胞边缘，核变得细长，贴近胞膜呈半月状；而间质细胞呈集合状或交叉状，围绕着肿瘤细胞群，呈片状增生。

三、腹腔镜检查

腹腔镜检查是临床常见的检查方式，在进行腹腔镜检查时，可以观察到卵巢表面有新生物，甚至可以观察到肿物的外观，对于卵巢癌的诊断有较大帮助。

四、肿瘤标志物检查

肿瘤标志物是指特征性地存在于恶性肿瘤细胞,由恶性肿瘤细胞产生的物质,或是因宿主对肿瘤的刺激反应而产生的物质,能反映肿瘤发生、发展,可用于监测肿瘤对治疗反应的一类物质。肿瘤标志物存在于肿瘤患者的组织、体液和排泄物中,可通过免疫学、生物学及化学的方法检测到。发生转移性卵巢肿瘤时,CA125、AFP、CA15-3、CA19-9、CEA 等标志物的表达可能增高。

(一) 关于肿瘤标志物的检测经验与建议

(1) 肿瘤标志物非常多,单个标记物的敏感性或特异性往往偏低,不能满足临床要求。因此,在理论和实践中,均提倡同时测定多种标志物,以提高敏感性和特异性。

(2) 肿瘤标志物不是肿瘤诊断的唯一依据,临床上需要结合临床症状、影像学检查等其他手段综合考虑,做出诊断。肿瘤确诊一定要有组织或细胞病理学的诊断依据。

(3) 因患者个体差异、具体临床情况等因素,肿瘤标志物的分析要结合临床情况,从多个角度比较,才能得出客观且真实的结论。

(4) 某些生理情况或良性疾病也可引起肿瘤标志物的异常升高,需要注意鉴别。

(二) 转移性卵巢肿瘤的相关标志物

(1) 甲胎蛋白(AFP)。AFP 是诊断原发性肝癌的最佳标志物,诊断阳性率为 60%~70%。当血清 AFP>400 μg/L 持续 4 周,或 200~400 μg/L 持续 8 周者,结合影像学检查,可做出原发性肝癌的诊断。AFP 可早于影像学检查结果 6~12 个月出现异常,为肝癌的早期诊断提供重要依据,建议肝硬化患者定期复查 AFP。病毒性肝炎、肝硬化患者血清中 AFP 浓度可有不同程度升高,其水平常低于 300 μg/L。内胚层癌、畸胎瘤、睾丸癌、卵巢癌、胃癌等伴肝转移者的 AFP 可升高。妇女妊娠 3 个月后,AFP 开始升高,7~8 个月时达高峰,一般在 400 μg/mL 以下,分娩后 3 周恢复正常。若在妊娠期 AFP 异常升高,要排除胎儿神经管缺损、畸形的可能。

(2) 癌胚抗原(CEA)。CEA 升高主要见于结直肠癌、胃癌、肝癌、肺癌、胰腺癌、乳腺癌、卵巢癌、子宫内膜癌、泌尿系肿瘤等,其他恶性肿瘤也有不同程度的阳性率。肝硬化、肝炎、肺气肿、肠道憩室、直肠息肉、结肠炎等良性病变的 CEA 也可升高。癌症患者的胸腔积液(胸水)、腹水、消化液、分泌物中的 CEA 常见升高。正常人群中吸烟者的 CEA 可升高。

(3) 糖类抗原 125(CA125)。CA125 对卵巢上皮癌的敏感性可达约 70%。其他非卵巢恶性肿瘤(如宫颈癌、子宫内膜癌、胰腺癌、肺癌、胃癌、结直肠癌、乳腺癌)也有一定的阳性率。良性妇科病(如盆腔炎、卵巢囊肿、子宫内膜异位症、盆腔炎、胰腺炎、肝炎、肝硬化等)和早期妊娠均可出现不同程度的血清 CA125 升高。在许多良性和恶性胸水、腹水中也可发现 CA125 升高。

(4) 糖类抗原 15-3(CA15-3)。CA15-3 可作为乳腺癌的辅助诊断、术后随访和转移复发的指标。CA15-3在其他恶性肿瘤（如肺癌、结肠癌、胰腺癌、卵巢癌、子宫颈癌、原发性肝癌等）中也有一定的阳性率；在肝脏、胃肠道、肺、乳腺、卵巢等的非恶性肿瘤性疾病中，其阳性率一般低于10%。

（5）糖类抗原19-9（CA19-9）。血清CA19-9可作为胰腺癌、胆囊癌等恶性肿瘤的辅助诊断指标，对监测病情变化和复发有很大意义。胃癌、结直肠癌、肝癌、乳腺癌、卵巢癌、肺癌等患者的血清CA19-9水平有不同程度的升高。某些消化道炎症（如急性胰腺炎、胆囊炎、胆汁淤积性胆管炎、肝炎、肝硬化等）患者的CA19-9也会升高。

五、其他检查

（一）超声

患者发生卵巢转移肿瘤后，超声可见卵巢肿物，还可观察到转移灶的形状、大小、数目等，根据转移灶的情况分为实性和囊性。实性转移灶一般为等回声或高回声，囊性转移灶可见单房或多房的无回声区、囊壁稍厚或囊内有液体。两种转移灶的超声结果如下：

（1）实性转移灶：超声可见卵巢内有单发或多发的肿物，肿物大小不等，一般呈圆形、椭圆形或不规则形，边界清晰、光滑。多囊卵巢囊肿是常见的卵巢转移肿瘤，也是卵巢癌的一种，实性转移灶多为单房，偶有多发者，囊壁厚薄不等，内部呈强回声。此外，也可见混合性包块，一般比单房性转移灶大。

（2）囊性转移灶：超声可见单房或多房的无回声区，其中混有液性暗区，壁厚薄不等，内部呈无回声。囊腔内有圆形、椭圆形或不规则形的乳头状突起，伴有或多发小囊泡。

此外，经阴道超声检查（transvaginal ultrasonography，TVS）所用探头接近卵巢，图像分辨率高，不受肥胖及肠气干扰，对转移性卵巢肿瘤的诊断有更高的敏感度和特异性。没有性生活史的女性可采用经直肠超声。经腹超声是阴道超声的重要补充，例如，肿瘤过大，阴道超声无法获得整个肿瘤的视野。经腹超声还可以评估卵巢癌对周围脏器的侵犯、腹膜后淋巴结转移及腹腔种植转移的情况，如有无输尿管扩张、腹水、腹膜种植。

（二）CT

CT显示双侧或单侧卵巢肿块，呈软组织密度或其内并有低密度区，常并有腹水和（或）胸腔积液，还可发现其他脏器转移，并有可能发现原发肿瘤。

（三）MRI

MRI的表现类似CT所见，卵巢肿瘤呈长T1和长T2信号表现，在T2WI上肿瘤信号强度与瘤内水肿、胶原间质反应及黏液分泌量相关，肿块内可有更长的T1、T2信号灶，代表肿瘤发生坏死囊变。

第二节 转移性卵巢肿瘤的诊断与鉴别诊断

转移性卵巢肿瘤是指卵巢外的原发肿瘤转移至卵巢的肿瘤，包括邻近器官和组织直接蔓延到卵巢的肿瘤也属此范畴。卵巢转移性恶性肿瘤的来源较广泛，可来自结直肠癌、胃癌、乳腺癌、子宫内膜癌、淋巴瘤和白血病等。大体所见常有助于鉴别原发性和转移性肿瘤。卵巢原发性黏液性肿瘤常大于转移性黏液性肿瘤，前者最大径可达 20～30 cm，后者最大径通常小于或等于 10 cm。转移性肿瘤常累及双侧卵巢，多数卵巢原发性肿瘤是单侧性的（但浆液性癌是个例外）。多结节的外观和卵巢表面种植是诊断转移性肿瘤的线索。卵巢实质均匀增大且无囊肿形成，常见于转移性乳腺癌、印戒细胞癌和淋巴瘤。肿瘤大且伴有明显的坏死和出血，常见于转移性结直肠癌。

一、卵巢转移性肿瘤的分类

（1）来自女性生殖道的转移性肿瘤：转移性子宫内膜癌、转移性子宫肉瘤、转移性输卵管癌、转移性宫颈癌。

（2）来自胃肠道和胰胆管的转移性肿瘤：转移的胃癌、转移的结直肠癌。

（3）卵巢的其他继发性肿瘤：转移性乳腺癌、转移性肺癌、转移性肾细胞癌、转移性尿路上皮癌、恶性黑色素瘤、转移性小圆蓝细胞肿瘤、转移性恶性间皮瘤、累及卵巢的淋巴瘤和白血病。

二、转移性子宫内膜样腺癌

卵巢子宫内膜样腺癌占所有转移性卵巢肿瘤的 15%～20%。通常很难区分是子宫内膜转移而来还是卵巢原发性子宫内膜样肿瘤，因为卵巢子宫内膜样腺癌患者中高达 12% 的患者同时有子宫内膜腺癌。此外，除了卵巢子宫内膜样腺癌外的卵巢肿瘤也可以有子宫内膜样腺体结构，如子宫内膜样卵黄囊瘤、卵巢支持细胞-间质细胞瘤（Sertoli-Leydig cell tumor，SLCT）、室管膜瘤、透明细胞性腺癌等。

支持子宫内膜癌卵巢转移的表现如下：

(1) 子宫内膜肿瘤大，卵巢肿瘤小。
(2) 伴有子宫内膜非典型性增生。
(3) 子宫内膜肿瘤浸润子宫肌层深层或肌层血管。
(4) 两个部位肿瘤具有类似的分子遗传学和核型异常。
(5) 双侧卵巢肿瘤。
(6) 卵巢表面、血管或卵巢门均受累或输卵管腔内见肿瘤碎片。
(7) 卵巢肿瘤呈多结节生长方式。

(8) 缺乏卵巢子宫内膜异位症或腺纤维瘤。

(9) 少数情况下，继发于伴有鳞状化生的子宫内膜样腺癌的卵巢表面病变，表现为角化物或成熟鳞状细胞，伴有异物巨细胞反应。

三、库肯勃（Krukenberg）瘤

Krukenberg 瘤指具有独特组织学形态的卵巢腺癌，定义为含有印戒细胞成分的转移癌，其印戒细胞至少占肿瘤的 10% 以上。Krukenberg 瘤占所有转移性肿瘤的 3%～8%，70% 以上的 Krukenberg 瘤来源于胃，其他病例多数来源于阑尾、结肠、胆囊、胆道和乳腺。

（一）大体特征

80% 以上的 Krukenberg 瘤为双侧性。卵巢不对称性增大，一侧卵巢直径通常大于 10 cm，有时可达 25 cm。肿瘤通常为实性，有时呈脑回状。肿瘤切面呈白色或淡黄色到褐色，伴灶状紫色、红色区域。肿瘤质地硬韧，呈肉样、胶冻状、海绵状。某些肿瘤质地均匀一致，类似于纤维瘤。偶尔形成含有黏液或水样液体的薄壁囊肿。

（二）显微镜下特征

Krukenberg 瘤镜下可见多形性印戒细胞与肥胖梭形间质细胞密切混合。富含黏液的印戒细胞可呈单个或小簇状分布，小梁状、管状、腺泡状癌巢及小囊也可出现。梭形间质细胞可明显或不明显。印戒细胞的胞质通常淡染呈空泡状，细胞主要分泌中性黏液，PAS 染色或黏液卡红染色可显示细胞的本质和排列。

（三）鉴别诊断

(1) 伴有印戒细胞的透明细胞癌。透明细胞癌具有明确的其他特征性形态，如几乎总是存在乳头状结构。透明细胞癌常伴有子宫内膜异位症。

(2) 伴有印戒细胞的黏液性类癌。这类肿瘤在结构和细胞学上分化较好，双侧发生少见，可能伴有皮样囊肿。应该注意，Krukenberg 瘤可能含有神经内分泌细胞。

(3) Sertoli-Leydig 细胞瘤（SLCT）。这类肿瘤出现富含细胞的小叶、小管和黄素化的间质细胞可能辅助 Sertoli-Leydig 细胞瘤的诊断。

(4) 硬化性间质瘤。这类肿瘤的印戒细胞含有脂质而非黏液。

(5) 印戒细胞间质瘤。这类肿瘤的空泡细胞黏液染色为阴性。

四、转移性结直肠癌

（一）大体特征

约 60% 结直肠癌卵巢转移为双侧性，瘤体常较大，可以形成非特异性实性团块，但常呈囊实性结构。典型的切面质脆易碎，为黄色或灰白色糊状组织伴有囊肿形成。囊

内为坏死性、黏液样、透明或血性内容物。

（二）显微镜下特征

肿瘤特征性表现为，排列呈筛状结构的大小不等的腺体，广泛的污秽性坏死，以及腺上皮局灶性节段性坏死。腺体一般内衬复层柱状上皮，伴有非典型性中－重度细胞，常见核分裂象，即证实黏液生成，但一般局限于胞质尖端及腺腔。常见淋巴及血管浸润。

（三）鉴别诊断

（1）原发性子宫内膜样腺癌。转移性结直肠癌有明显的污秽性坏死、节段性坏死，核的级别与核分裂象明显高于具有类似分化程度的子宫内膜样腺癌；缺乏鳞状化生、腺纤维瘤性区域、子宫内膜异位症，有助于排除子宫内膜样腺癌的诊断。

（2）原发性黏液性腺癌。此类肿瘤很少出现双侧性、多结节性、污秽性坏死、血管浸润及卵巢表面受累；广泛的黏液性肿瘤的背景下出现小灶性腺癌，更支持原发性肿瘤；若出现皮样囊肿，则不支持转移性肿瘤诊断。

（3）透明细胞癌和分泌性子宫内膜样癌（与转移性透明细胞性结直肠癌鉴别）。双侧卵巢受累，出现明显污秽性坏死及腺上皮局灶性坏死，均支持转移性肠透明细胞癌诊断。

五、转移性类癌

发生类癌转移至卵巢的患者中，40%具有类癌综合征。多数原发性肿瘤见于小肠（通常为回肠），少数来自结肠、胃、胰腺或支气管。典型的阑尾类癌转移至卵巢非常罕见。

（一）大体特征

卵巢肿瘤多数为双侧性，一般以实性为主，表面光滑。切面显示单个或融合性，质硬，黄色或白色实性结节散在的囊肿类似于囊腺纤维瘤的表现，其内一般充满水样液体。少数肿瘤以囊性为主。可见局灶性坏死和出血。

（二）显微镜下特征

组织学结构类似于原发性类癌，常见岛屿状、小梁状结构，少数情况下可见实性管状结构、滤泡样结构。常见小圆形腺泡，含有均质嗜酸性分泌物，后者可能钙化。有时可见内衬肿瘤细胞的囊肿或滤泡样结构。类癌是最常出现广泛纤维瘤样间质增生的转移性肿瘤，偶尔间质也可出现广泛的玻璃样变性。除了具有丰富的嗜酸性胞质的细胞外，肿瘤的细胞学特征和发生与其他部位的类癌相似。

（三）鉴别诊断

（1）原发性卵巢类癌：伴有皮样囊肿、黏液性肿瘤或卵巢甲状腺肿，几乎可以除外转移性肿瘤。

（2）成年型颗粒细胞瘤：颗粒细胞胞质稀少，细胞核淡染，常有核沟，细胞核排列常杂乱无章，核仁相对不清。

（3）卵巢布伦纳（Brenner）瘤：Brenner瘤的上皮内癌巢含有移行细胞，细胞核呈卵圆形、淡染，具有核沟。而类癌的细胞核为圆形，伴有点彩状的染色质。

（4）Sertoli-Leydig细胞瘤（SLCT）：与SLCT的性索样结构相比，类癌的小梁往往较长、较粗，而且排列有序。

六、转移性乳腺癌

组织学上，乳腺是转移性卵巢肿瘤最常见的原发部位之一。卵巢转移见于约15%的乳腺癌妇女的尸检病例。与乳腺癌卵巢转移具有相关性的临床症状和体征少见。少数情况下，在原发肿瘤发现之前就有明显的临床转移。乳腺小叶癌（包括印戒细胞型小叶癌）比导管癌更容易转移至卵巢。但乳腺癌卵巢转移约75%为导管癌。

（一）大体特征

转移性肿瘤的最大径通常小于5 cm，约2/3病例为双侧性。肿瘤切面一般呈实性。白色，散在融合性结节。约20%的病例以囊肿为主，少数肿瘤完全为囊性，偶可见乳头状结构。

（二）显微镜下特征

印戒细胞通常不明显，但少数转移性乳腺癌可以是Krukenberg瘤。少数肿瘤由大的嗜酸性细胞组成。肿瘤的间质可以疏松，也可以很丰富，很少黄素化。可见卵巢淋巴管浸润，而且偶尔很显著。

（三）鉴别诊断

（1）浆液性癌和未分化癌。免疫组化方法有助于卵巢癌的鉴别诊断。WT1和CA125（+）支持原发性卵巢癌的诊断，GCDFP-15（+）强烈支持乳腺癌的卵巢转移的诊断，GCDFP-15阳性出现在50%的乳腺小叶癌和75%的导管癌病例。

（2）纤维组织增生性小圆细胞肿瘤。当小叶癌成巢生长在纤维组织增生性间质中时，需要与纤维组织增生性小圆细胞肿瘤鉴别。GCDFP-15（+）而desmin蛋白（-），可以排除纤维组织增生性小圆细胞肿瘤的诊断。

（3）恶性淋巴瘤和白血病。恶性淋巴瘤和白血病浸润卵巢呈弥漫性生长，偶尔为条索状结构，造成二者的鉴别诊断困难。上皮性抗原和GCDFP-15（+），而淋巴和骨髓标记物（-）有助于诊断。

（4）Krukenberg瘤。免疫标记技术有助于诊断是否来源乳腺的Krukenberg瘤。

七、转移性肾透明细胞癌

（一）大体特征

肿瘤多为单侧（90%以上），体积常较大，13～15 cm多见。肿瘤切面可呈囊性、实性或囊实性，以囊实性最多见。子宫内膜异位症（EMs）相关者的肿瘤切面见约80%为囊性，约20%呈腺纤维瘤样。囊性部分壁薄、单房，内有淡血性液体，囊腔内常有实性成分，呈鱼肉样息肉状结节或乳头状结节，并伴有出血性坏死，周围常合并EMs病灶。

（二）显微镜下特征

卵巢转移性肾透明细胞癌通常由弥漫性片状、细胞巢或小管状结构的透明细胞组成，小管含有嗜酸性物质或血液。几乎总是可以见到明显的窦状血管结构。多数透明细胞肾细胞癌具有低级别的核。

（三）鉴别诊断

（1）卵巢透明细胞癌。卵巢透明细胞癌常表现为混合性结构，见鞋钉样细胞，PAS阳性的腔内黏蛋白和基底膜沉积物质；常伴有子宫内膜异位症或子宫腺肌瘤；缺乏肾透明细胞癌的特征性的窦状血管网；免疫组化结果显示，卵巢透明细胞癌CK7（+）/CD10（-），而肾透明细胞癌CK7（-）/CD10（+）。

（2）富于脂质的类固醇细胞瘤。转移性肾透明细胞癌可见小管状结构，管腔常含明显的血液。而小管不是类固醇细胞瘤的特征。

（3）子宫内膜样腺癌的分泌亚型。子宫内膜分泌性癌一般缺乏实性、乳头状结构，细胞含有核上和（或）核下空泡，具有低级别细胞核的特征。鳞状分化可发生于分泌性癌，但不是透明细胞癌的特征。

第三节　转移性卵巢肿瘤的治疗

一、手术治疗

（一）全面分期手术

全面分期手术适用于临床Ⅰ期的转移性卵巢肿瘤患者。目的在于切除肿瘤，全面手术病理分期，并在此基础上评价预后、制定化疗方案。

手术步骤如下：

（1）取下腹部纵切口，进入腹腔后，先取腹水行细胞学检查。若无腹水，以生理盐水冲洗腹盆腔，取冲洗液行细胞学检查。

（2）全面仔细探查腹盆腔内脏器，包括所有壁层腹膜表面。除对可疑部位取活检外，还应对膀胱腹膜返折、子宫直肠陷凹、双侧结肠旁沟腹膜、膈下腹膜（也可使用细胞刮片进行膈下细胞学取样）进行活检。原发肿瘤若局限于卵巢，应仔细检查包膜是否完整。

（3）切除全子宫和两侧卵巢及输卵管，于横结肠下切除大网膜以及任何肉眼可疑的病灶。手术中尽量完整切除肿瘤，避免肿瘤破裂。肿瘤所在侧的骨盆漏斗韧带应行高位结扎并予以切除。

（4）发现肉眼可疑阑尾表面或系膜肿瘤受累应行阑尾切除。由于卵巢原发黏液性癌不常见，因此，对于卵巢黏液性肿瘤患者必须对消化道（包括阑尾）进行全面评估，以排除肿瘤消化道来源的可能。

（4）双侧盆腔淋巴结和腹主动脉旁淋巴结切除。切除腹主动脉旁淋巴结时，上界至少达肠系膜下动脉水平，争取达肾静脉水平。

（二）保留生育功能手术

如果患者年轻且要求保留生育功能，对于ⅠA或ⅠC期卵巢上皮癌患者，可行单侧附件切除+全面分期手术，保留健侧附件和子宫。术中须对肿物行冰冻病理诊断及临床评估。对于临床判断为ⅠB期的患者，可行双附件切除+全面分期手术，保留子宫。性索间质肿瘤、交界性肿瘤可行单侧附件切除+全面分期手术，保留健侧附件和子宫。有生育要求的任何期别的恶性生殖细胞肿瘤，如果子宫和对侧卵巢正常，都可保留生育功能。恶性生殖细胞肿瘤患者影像学及术中探查未见淋巴结转移征象者可不行盆腔及腹主动脉旁淋巴结切除术。Ⅰ期透明细胞癌恶性程度高，保留生育功能应谨慎。拟接受双侧卵巢切除手术的卵巢恶性肿瘤患者可采用卵母细胞玻璃化冷冻、辅助生殖等技术，获得孕育后代的可能。

（三）肿瘤细胞减灭术

肿瘤细胞减灭术适用于术前或术中评估有无卵巢外转移的中晚期患者。手术目的在于最大限度地切除所有肉眼可见的肿瘤，降低肿瘤负荷，提高化疗疗效，改善预后。若初诊患者经妇科查体及影像学检查等综合判断有可能实现满意减瘤（残存肿瘤直径不超过1 cm），则可直接手术，称为初次肿瘤细胞减灭术。若判断难以实现满意减瘤或年老体弱难以耐受手术者，则在取得细胞学或组织学病理诊断后先行新辅助化疗2～4个周期，一般不超过4个周期，经评估化疗有效、可以满意减瘤再行手术；或者初次减瘤术后残存较大肿瘤，经化疗2～3个疗程后再行手术者，此为间隔（中间）肿瘤细胞减灭术。

手术步骤如下：

（1）取下腹纵切口，全面探查盆腔及腹腔的肿瘤情况。

（2）切除全子宫、双附件、大网膜处及所有肉眼可见的肿瘤。

（3）尽可能切除肿大或者可疑受累的淋巴结。如果盆腔外肿瘤病灶直径≤2 cm，则行系统的双侧盆腔和腹主动脉旁淋巴结切除术，切除范围同全面分期手术。

（4）阑尾切除的原则同全面分期术。

（5）为实现满意减瘤术，可根据转移灶所在部位，切除部分肠管、阑尾、脾脏、胆囊、部分肝脏、部分胃、部分膀胱、胰体尾、输尿管及剥除膈肌和其他部位腹膜。

二、化学和分子靶向治疗

随着医疗技术的进步和肿瘤外科的发展，越来越多的转移性卵巢肿瘤患者可以实现长期生存，甚至根治性手术已成为可能，尤其是结直肠癌卵巢转移。有报道，结直肠癌卵巢转移切除后的5年无瘤生存率接近20%。但是，对于多数肿瘤而言，发生卵巢转移大多提示原发肿瘤已属晚期，不能行手术切除。因此，化学治疗仍是转移性卵巢肿瘤患者的主要治疗手段。由于转移到卵巢的肿瘤在很大程度上保留了原发病灶的生物学行为，故针对转移性卵巢肿瘤的化学治疗方案也应参考原发肿瘤的化学治疗方案。

近几十年来，随着对肿瘤细胞生物学和分子生物学研究的逐步深入以及DNA重组技术、基因组学技术、蛋白质组学技术和生物信息学技术的发展，分子靶向药物的研发进程不断加快。自1997年11月美国FDA批准利妥昔单抗（rituximab）治疗非霍奇金淋巴瘤后，肿瘤的分子靶向治疗飞速发展。目前批准上市的分子靶向药物共有数十种，在多种肿瘤中都取得了一定的疗效。尽管分子靶向治疗仍要面临很多挑战，如寻找特异性分子靶点、克服耐药等，但分子靶向药物的使用正在改变肿瘤的传统治疗模式，分子靶向药物也是目前和未来抗肿瘤药物研究的热点，而合理应用分子靶向药物也应被临床肿瘤医生所关注。由于消化道肿瘤发生卵巢转移最为常见，故本节将着重讨论消化道肿瘤卵巢转移的化学治疗及分子靶向治疗。

（一）胃癌、结直肠癌卵巢转移的化学治疗和分子靶向治疗

卵巢是胃癌、结直肠癌最常见的远处转移的器官。近几十年来，胃癌、结直肠癌卵巢转移的5年生存率已经得到极大的提高，这归因于外科治疗的进步，更归功于内科综合治疗水平的提升。目前，化学治疗是结直肠癌、胃癌卵巢转移的主要治疗手段之一。新辅助化学治疗使转移性肿瘤切除率增加10%～15%，为更多初始不可切除的晚期结直肠癌、胃癌患者争取了根治性治疗的机会；对于无法手术切除的患者，化学治疗作为姑息治疗可以延长生存期，减轻症状，改善生活质量。20世纪50年代以来，氟尿嘧啶（5-Fu）一直是治疗结直肠癌、胃癌的主体化学治疗药物。20世纪90年代中期以后，新的化学治疗药物陆续进入结直肠癌治疗领域，包括奥沙利铂、伊立替康、卡培他滨等相继研发上市并在临床广泛应用，使结直肠癌、胃癌的化学治疗取得了巨大的进步。近年来，随着对结直肠癌、胃癌分子生物学认识的不断深入，分子靶向治疗在晚期胃癌、结直肠癌患者治疗中已确立了重要地位，在化学治疗基础上联合分子靶向治疗使转移性结直肠癌、胃癌切除率进一步提高5%。

1. **系统化学治疗**

（1）化学治疗常用药物。

A. 氟尿嘧啶（5-FU）。40年来，5-Fu一直是转移性结直肠癌患者的标准治疗药物。一项包括19个临床试验、3 300例患者的荟萃分析显示，5-Fu/亚叶酸（leucovorin，LV）治疗与5-Fu单药相比，有效率提高了1倍，总生存期也得到了明显的改善。多项临床研究探讨了5-Fu不同给药方法的毒性和对疗效的影响，一项荟萃分析结果显示，5-Fu持续静脉滴注的有效率明显高于静脉推注，但两者中位生存期接近，5-Fu持续静脉滴注方案的血液学毒性及胃肠道反应均较静脉推注减轻。故对于转移性结直肠癌患者，推荐5-Fu/LV持续滴注，短周期重复方案或改良方案。对于不能耐受强烈化学治疗的转移性结直肠癌患者，5-Fu/LV仍然为一个不错的一线治疗选择。

B. 氟尿嘧啶类衍生物。

a. 卡培他滨（capecitabine）。卡培他滨为氟尿嘧啶氨甲酸酯，本身无细胞毒性，但进入体内后经羧酸酯酶、胞苷脱氨酶和胸苷酸磷酸化酶（TP）作用后能够转化为具有细胞毒性的5-Fu。因为肿瘤组织中TP活性较正常组织高，所以卡培他滨对肿瘤组织具有一定的选择性。

b. 替吉奥（S-1）。替吉奥为一种复方制剂，主要成分为替加氟（FT）、吉美嘧啶（CDHP）和奥替拉西钾（Oxo），按照1∶0.4∶1的摩尔比组成。动物实验结果表明，CDHP通过抑制5-Fu的代谢酶二氢嘧啶脱氢酶（DPD）的活性抑制FT分解，从而增加血浆和肿瘤组织中5-Fu的浓度。而Oxo对5-Fu代谢具有选择性抑制作用，研究发现，其在消化道中的浓度远高于肿瘤组织和血清，因此能在减轻5-Fu胃肠道毒性的同时，对5-Fu的抗肿瘤活性无明显影响。S-1在结直肠癌治疗领域中的研究主要集中在日本、韩国和中国等亚洲国家。目前，多项临床研究结果显示，S-1已成为结直肠癌的又一治疗选择。

c. 奥沙利铂（L-OHP）。奥沙利铂是第三代铂类衍生物，与其他铂类药物类似，主要通过与DNA形成复合物，阻断DNA双链的复制和转录，进而诱导细胞凋亡。体外实验表明，对顺铂和卡铂耐药的结直肠癌细胞株仍然可能对奥沙利铂治疗有效。奥沙利铂单药有效率为10%～24%。奥沙利铂的主要不良反应为神经毒性，一般为可蓄积的、可逆的周围神经毒性，停药后症状逐渐缓解，当使用剂量超过800 mg/m^{2}时，发生功能障碍的概率增加。

d. 伊立替康（CPT-11）。伊立替康为半合成水溶性喜树碱衍生物，是S期周期特异性药物，在体内能够被羧酸酯酶代谢为SN-38。CPT-11和SN-38通过特异性地抑制DNA复制所必需的拓扑异构酶Ⅰ的活性，诱导DNA单链损伤，阻断DNA复制，从而产生细胞毒性。

（2）化学治疗方案。

A. 两药方案。

a. 以奥沙利铂为基础的化学治疗方案。有研究结果表明，FOLFOX与CapeOX方案一线治疗转移性结直肠癌疗效相似。多中心随机Ⅲ期临床研究NO16966直接对比了FOLFOX4和CapeOX方案的疗效，结果提示静脉滴注5-Fu或口服卡培他滨联合奥沙利铂一线治疗同样有效。

b. 以伊立替康为基础的化学治疗方案。有学者研究比较了3种不同的包含CPT-11

和氟尿嘧啶类药物的方案，患者随机接受 CPT-11 联合 5-Fu 静脉滴注（FOLFIRI 方案）、IFL 方案或卡培他滨联合 CPT-11（CapeIRI 方案）。结果显示，在无进展生存期（progression-free survival，PFS）方面，FOLFIRI 组较 mIFL 组和 CapeIRI 组明显延长。该研究结果提示，FOLFIRI 方案无论疗效还是安全性均优于 mIFL 和 CapeIRI 方案。因此，FOLFIRI 方案应作为晚期结直肠癌的选择。

B. 三药方案。两项大型Ⅳ期临床研究比较联合应用奥沙利铂－伊立替康和静脉滴注 5-Fu 的 FOLFOXIRI 方案与 FOLFIRI 方案后得出了不同结论。研究结果表明，与 FOLFIRI 方案相比，FOLFOXIRI 方案相对危险度（relative risk，RR）、PFS 和总生存期（overall survival，OS）均显著改善，毒性反应虽增加，但可控制。由于 FOLFOXIRI 方案良好的缓解率和可获得更高的 R0 转移灶切除率，因此，其也是一种有效的新辅助化学治疗方案。值得注意的是，三药联合方案的毒性较大，不适合身体状态较差及老年患者。另外，虽然 FOLFOXIRI 组在 RR、R0 转移灶切除率、PFS 和 OS 方面均优于 FOLFIRI 方案，但它对生存的影响主要体现在是否能够获得二次切除的机会上，因此对有机会行根治性切除的患者可以考虑 FOLFOXIRI 方案。

2. 分子靶向药物治疗

（1）EGFR 单抗。

A. 西妥昔单抗（cetuximab）：是一种人鼠嵌合的单克隆抗体，可高选择性地与表皮生长因子受体（EGFR）的胞外段结合，有效阻断配体与 EGFR 结合，抑制受体磷酸化，从而抑制肿瘤生长，同时还可诱导 EGFR 的内化和降解。研究表明，西妥昔单抗可通过促进细胞周期停滞和细胞凋亡、抑制肿瘤血管生成、减少肿瘤细胞的转移和浸润等发挥抗肿瘤作用。

B. 帕尼单抗（panitumumab）：是一种全人源化的针对 EGFR 的 IgG2 单克隆抗体，可直接拮抗 EGFR 的细胞外配体结合区，阻断下游信号转导通路，作用机制与西妥昔单抗类似。帕尼单抗是继贝伐珠单抗和西妥昔单抗之后美国 FDA 批准的治疗晚期结直肠癌的一线分子靶向药物。临床研究结果显示，单药或联合化学治疗对 Kirsten 鼠类肉瘤病毒癌基因（*KRAS*）野生型的晚期结直肠癌均有一定疗效。

（2）血管内皮生长因子（VEGF）抑制剂。VEGF 抑制剂主要有贝伐珠单抗。肿瘤新生血管的形成是肿瘤发生和转移的关键因素。VEGF 是目前所发现的最为强大的刺激血管内皮细胞增殖的细胞因子，也是肿瘤病程中早期启动且持续作用的促血管生成因子。研究发现，VEGF 与肿瘤侵袭、微血管密度增加、肿瘤转移与复发及预后不良具有密切关系。贝伐珠单抗是一种针对 VEGF 的重组人源化单克隆抗体，能够选择性地抑制 VEGF，阻断 VEGF 与 VEGFR-1、VEGFR-2 相结合，从而抑制肿瘤新生血管的生成。临床前动物模型证实，贝伐珠单抗能够直接抑制 VEGF，抑制裸鼠身上的人肿瘤细胞的生长，减少肿瘤的体积和数量。而临床研究结果显示，贝伐珠单抗单药应用有效率低，联合化学治疗时能够增加化学治疗的疗效。动物实验和临床资料提示，贝伐珠单抗可能通过破坏肿瘤的脉管系统，使残存的肿瘤血管合理化，从而改善肿瘤的血液供应，使化学治疗药物向肿瘤组织的运送效率提高。

（3）新型分子靶向药物。

A. 阿柏西普（aflibercept）：是一种 VEGFR 结合域与人 IgG1 Fc 段相连接而成的融合蛋白，能够通过结合 VEGF 和胎盘生长因子等 VEGFR 的受体，间接阻断肿瘤新生血管的生成。一项Ⅱ期临床研究结果显示，既往接受贝伐珠单抗治疗失败的患者，用阿柏西普治疗，疾病控制率为 30%，PFS 为 4 个月，并且耐受性良好。而安全性方面，阿柏西普可导致严重的或致命性的出血、胃肠道穿孔，抗 VEGF 治疗相关的毒性如高血压和黏膜出血也比较常见。在 FOLFIRI 方案基础上联合阿柏西普时，腹泻、口腔炎、感染、中性粒细胞减少等不良反应会更加严重。

B. 瑞戈非尼（regorafenib）：是一种口服的多靶点酪氨酸激酶抑制剂，能够抑制多种膜结合和细胞内微酶的活性。目前，美国 FDA 已经批准瑞戈非尼用于既往曾接受氟尿嘧啶、奥沙利铂、伊立替康和 EGFR 单抗治疗的患者。

C. 西地尼布（cediranib）：是一种主要作用于 VEGFR 和 c-kit 的口服小分子酪氨酸激酶抑制剂。Ⅱ期临床研究结果显示，FOLFOX 联合西地尼布二线治疗转移性结直肠癌的疗效与 FOLFOX 联合贝伐珠单抗相似。大型Ⅲ期临床试验 HORIZON 研究得到了类似的结果，西地尼布联合 FOLFOX 可获得与贝伐珠单抗联合 FOLFOX 相当的疗效，两组的 PFS 和 OS 无明显差异，但西地尼布组患者的生活质量较贝伐珠单抗组的差。

（4）疗效预测分子标志物。目前，越来越多的研究证实，肿瘤细胞 *KRAS* 基因突变状态与转移性结直肠癌患者接受 EGFR 单克隆抗体（西妥昔单抗或帕尼单抗）治疗的疗效存在明确的关系。RAS/RAF/MAPK 通路位于 EGFR 信号转导通路的下游，当 *KRAS* 基因发生突变时，KRas 蛋白持续活化，导致肿瘤增殖、生长和转移。研究显示，约 40% 的结直肠癌中存在编码 *KRAS* 基因区域第 2 外显子的 12 和 13 密码子突变，其中，12 密码子突变更为常见。*KRAS* 基因突变为结直肠癌发生中的一个早期事件。*KRAS* 基因突变状态在原发肿瘤与转移肿瘤中表现为高度的一致性。几项大型的回顾性分析结果显示，*KRAS* 基因突变患者对西妥昔单抗和帕尼单抗治疗无效。然而，最近的研究发现，并非所有的 *KRAS* 基因突变患者都不能从 EGFR 单抗治疗中获益。目前，对于所有转移性结直肠癌患者均推荐进行肿瘤组织的 *KRAS* 基因状态检测，以指导一线治疗方案的制定和后续治疗的规划。组织选择上，既可选择原发肿瘤组织，也可选择转移灶组织进行检测。*BRAF* 基因编码蛋白位于 KRas 蛋白的下游，能够将细胞表面的受体和 KRas 蛋白通过丝裂原活化的细胞外信号调节激酶（mitogen-activated extracellular signal-regulated kinase，MEK）和细胞外调节蛋白激酶（extracellular signal-regulated kinase，ERK）与核内的转录因子相连接，激活多种细胞因子，参与细胞生长、分化和凋亡等。5%～9% 的结直肠癌中存在 *BRAF* 基因 V600E 突变。这些回顾性研究表明，*BRAF* 基因突变可能是转移性结直肠癌患者非一线治疗使用 EGFR 单抗的疗效预测标志物。

3. 治疗策略

不同的转移性胃癌、结直肠癌群体具有不同的治疗目标及策略，而病情的评估和治疗方案的制定需要多学科团队的协作及参与。如果病灶为潜在可切除病灶且患者身体状况允许，应给予高强度治疗以提高肿瘤 R0 切除率，使患者获得长期生存的机会；如果病灶为不可切除的但病情进展迅速，出现明显的肿瘤相关症状，也可考虑采用高强度治疗，以快速控制疾病进展，改善肿瘤症状；如果转移灶为不可切除的且无迅速恶化的症状和风险，则需采用更安全的药物治疗，以延缓疾病进展，减少毒性反应，力争延长患者生存时间。

（1）一线治疗。对于卵巢转移的患者首先判断转移灶能否被切除。目前，对于卵巢转移灶是否可 R0 切除尚无统一标准，主要取决于妇科医生及多学科团队的经验以及根据肿瘤的生物学特性判断是否有治愈机会。既往认为卵巢转移灶的数目、大小、分布位置是影响预后的重要因素。新近研究表明，这些不再是判断卵巢转移灶是否可切除的决定性因素，而左、右卵巢都有转移或存在卵巢外转移曾被认为是手术禁忌证的观念也受到了挑战。目前认为，只要切除的范围能够包括所有被侵犯的卵巢组织，切缘无肿瘤残留，能够保持足够的卵巢组织以支持正常的卵巢功能，并保证剩余组织内有足够的有效血液循环，那么就外科技术层面而言，即为可切除卵巢转移灶。对于卵巢转移瘤不可切除的这部分患者，如果肿瘤相关症状明显、肿瘤进展迅速、肿瘤负荷大，应给予积极的化学治疗方案，以快速缩小肿瘤、减轻症状，可选择两药方案联合或不联合分子靶向药物或选择前述三药联合 FOLFOXIRI 方案；若肿瘤无法行二次切除，且肿瘤负荷小、症状轻微，治疗目标在于延缓肿瘤进展，延长生存期。

（2）维持/间歇治疗。对于不可切除的转移性胃癌、结直肠癌，治疗目的在于延长生存期，提高生活质量。20 世纪 90 年代以后，随着奥沙利铂和伊立替康的出现，转移性结直肠癌患者的生存期已经超过 2 年，但药物引起的蓄积性毒性也日益引起人们的重视。近年来，有人提出延续治疗策略，即在高强度化学治疗中穿插低强度的维持治疗或采用无化学治疗药物的化学治疗间歇治疗模式，使得晚期患者能够在较长的生存期间耐受持续、有效的治疗。主要包括两种治疗模式：一种为间歇治疗模式，即在完成预先设定的化学治疗周期数后停掉所有化学治疗药物，直至肿瘤进展或到预定的时间后再给予化学治疗；另一种为维持治疗模式，即完成预定的化学治疗周期数后仅停用主要有蓄积毒性的药物，继续使用低毒药物进行维持治疗，待肿瘤进展后再给予化学治疗。

（3）二线及后线治疗。二线治疗取决于一线治疗所选择的方案。5-Fu 和贝伐珠单抗可贯穿一线和二线治疗，而目前尚无证据表明 EGFR 单抗可在一线联合化学治疗进展后继续使用仍然能够获益。一线化学治疗联合贝伐珠单抗治疗进展后，二线化学治疗基础上联合贝伐珠单抗或阿柏西普在 PFS 和 OS 方面要优于单纯化学治疗。研究证实，如果一线治疗中未应用过分子靶向药物，二线治疗中可在化学治疗基础上联合 EGFR 单抗或贝伐珠单抗，能够改善 PFS 和 OS。瑞戈非尼作为末期挽救性治疗药物能够延长 OS。

（二）乳腺癌卵巢转移的化学和分子靶向治疗

乳腺癌是女性最常见的恶性肿瘤之一，约 50% 乳腺癌患者会发生远处转移，是导致女性癌症相关死亡的主要原因。尽管更多、更有效的化学治疗药物、内分泌药物及分子靶向药物的应用以及多学科诊疗手段的进步使得乳腺癌的总体预后有所改善，但转移性乳腺癌的预后仍较差，中位生存期为 2～3 年。卵巢发生转移的概率居乳腺癌全部远处转移部位的第 3 位，仅次于肝和肺。在新诊断的转移性乳腺癌患者中，12%～15% 的患者存在卵巢转移，其中 1/3 仅为卵巢转移。乳腺癌卵巢转移表明肿瘤已发生血行转移，因此，治疗以全身化学治疗为主。

1. 单药化学治疗和联合化学治疗

目前，对于转移性乳腺癌具有较高抗肿瘤活性的化学治疗药物主要包括：蒽环类药物（如多柔比星和表柔比星）、紫杉类药物（如紫杉醇、白蛋白结合型紫杉醇和多西紫杉醇）、抗代谢药（如5-Fu、氨甲蝶呤、卡培他滨和吉西他滨），其他有效的单药包括环磷酰胺、顺铂和长春新碱等。常用的联合化学治疗方案包括FAC/CAF（环磷酰胺、多柔比星和5-Fu）、FEC（5-Fu、表柔比星和环磷酰胺）、AC（多柔比星和环磷酰胺）、EC（表柔比星和环磷酰胺）、AT（多柔比星联合紫杉醇或多西紫杉醇）、CMF（环磷酰胺、氨甲蝶呤和5-Fu）、多西紫杉醇联合卡培他滨、吉西他滨联合紫杉醇等。与单药化学治疗相比，联合化学治疗通常具有更好的客观缓解率和延长无进展生存期，但毒性相对较大。对于一般状态良好、疾病进展迅速或有内脏转移的患者可能从联合化学治疗中获益；对于辅助治疗仅用内分泌治疗而未行化学治疗的患者可选择以蒽环类药物为基础的化学治疗方案，如CAF、FEC、AC或EC；对于辅助治疗未用过蒽环类和（或）紫杉类化学治疗的患者或虽用过但经临床判定未耐药或治疗失败者首选AT方案；对于蒽环类辅助治疗失败患者，首选吉西他滨联合紫杉醇或多西紫杉醇联合卡培他滨；对于紫杉类辅助治疗失败患者，目前尚无标准方案，可选择卡培他滨、长春瑞滨、吉西他滨或铂类，单药或联合方案；对于蒽环类及紫杉类一线治疗失败的患者，二线治疗可选的药物包括卡培他滨、长春瑞滨、铂类或白蛋白结合型紫杉醇等。

2. 新型化学治疗药物

艾瑞布林（eribulin）是一种新型非紫杉类微管动力学抑制剂，体外试验显示其具有良好的抗肿瘤活性，且与其他抗肿瘤药物如吉西他滨、顺铂、表柔比星、曲妥珠单抗、多西紫杉醇、长春瑞滨联合应用时能具有协同作用。伊沙匹隆（ixabepilone）是第一个埃博霉素类全新抗肿瘤药物，可与微管蛋白结合导致癌细胞不能顺利进行有丝分裂，最终致使肿瘤细胞凋亡。伊沙匹隆与紫杉类具有不同的微管结合位点，因此对紫杉类药物耐药者仍具有抗肿瘤活性。伊沙匹隆单药治疗对蒽环类、紫杉类和卡培他滨耐药转移性乳腺癌的Ⅰ期临床试验结果显示，中位PFS为3.1个月，中位OS为8.6个月。2007年，美国FDA批准伊沙匹隆单药或与卡培他滨联合用于其他化学治疗药物治疗失败的转移性或局部晚期乳腺癌。但如何优化治疗方案以减轻毒性反应有待进一步探讨。

3. 分子靶向药物治疗

（1）曲妥珠单抗（trastuzumab）。曲妥珠单抗是针对HER-2的人源化单克隆抗体，可通过与HER-2受体特异性结合，阻断HER-2相关的肿瘤生长信号通路；促进HER-2受体蛋白的内在化降解；通过抗体依赖性的细胞介导的细胞毒作用（ADDC）聚集免疫细胞攻击并杀伤肿瘤细胞。另外，其还能下调血管内皮生长因子和其他血管生长因子活性。25%～30%乳腺癌患者存在HER-2高表达。曲妥珠单抗一线单药治疗转移性乳腺癌的总临床有效率为38%。

（2）帕妥珠单抗（pertuzumab）。帕妥珠单抗是另外一种以HER-2为靶点的人源化单克隆抗体，其与曲妥珠单抗的作用位点不同，能够与HER-2受体细胞外结构域Ⅱ区结合，抑制HER-1/HER-2二聚体的形成，从而阻碍细胞内信号转导。临床前研究显示，其与曲妥珠单抗具有协同抑制HER-2阳性乳腺癌细胞生长的作用。

（3）贝伐珠单抗（bevacizumab）。贝伐珠单抗是针对 VEGF 的重组人源化单克隆抗体，能够与 VEGF 特异性结合，阻止 VEGF 与血管内皮细胞上的 VEGFR 结合，从而抑制肿瘤血管生成，并能够通过多种调节机制使肿瘤血管正常化。一项开放性研究试验比较了紫杉醇联合贝伐珠单抗每周给药方案与单用紫杉醇一线治疗复发或转移性乳腺癌的疗效，结果显示贝伐珠单抗联合治疗组的有效率、中位 PFS 和 OS 均显著提高。鉴于这一临床研究的结果，美国 FDA 于 2008 年 2 月快速批准这一联合治疗作为转移性乳腺癌的一线治疗。

（4）拉帕替尼（lapatinib）。拉帕替尼是针对 HER-1 和 HER-2 的双靶点酪氨酸激酶抑制剂，拉帕替尼单药一线治疗 HER-2 阳性转移性乳腺癌的有效率为 28%，而在曲妥珠单抗治疗失败后作为二线治疗使用时仍有 8% 的有效率。一项随机临床试验研究证实了拉帕替尼二线治疗经曲妥珠单抗治疗失败的转移性乳腺癌患者的疗效，该研究结果显示，联合治疗组 PFS 和客观缓解率（objective response rate，ORR）显著提高。毒性反应方面，联合治疗组最常见的不良事件为轻、中度胃肠道反应（如腹泻、恶心和呕吐）和皮肤毒性（如皮疹和手足综合征），其与单药组相比无明显差异。基于该项研究的结果，美国 FDA 已经批准拉帕替尼联合卡培他滨作为曲妥珠单抗治疗失败的 HER-2 阳性转移性乳腺癌患者的二线治疗方案。

（5）曲妥珠单抗-DM1（T-DM1）。T-DM1 是曲妥珠单抗和微管抑制剂 DM1 的嵌合药物。有研究初步证实 T-DM1 单药一线治疗 HER-2 阳性转移性乳腺癌的疗效。T-DM1 单药组与曲妥珠单抗联合紫杉醇组的有效率分别为 48% 和 41%，两组严重不良反应发生率相似。2024 年第 47 届圣安东尼奥乳腺癌大会（San Antonio Breast Cancer Symposium，SABCS）上公布 T-DM1 联合帕妥珠单抗一线治疗 HER-2 阳性转移性乳腺癌的客观有效率为 57%，与单药相比，其不良反应未显著增加，T-DM1 有望很快上市并成为新的标准治疗药物。

三、生物治疗

恶性肿瘤的基本特征是失控的进行性生长和向他处转移。及早手术切除原发肿瘤仍是最有效的治疗方法。但外科手术属于局部疗法，采用所谓的根治术或超根治术不可能消灭全部肿瘤细胞。即使相当早期的恶性肿瘤患者没有转移的临床表现，术后经过或长或短的时间，有些也出现了转移，这说明术后还需认真对待残留下来的肿瘤细胞。有研究发现，在麻醉和手术过程中，患者血液内即可找到肿瘤细胞，所幸这与术后转移的发生概率无必然联系，肿瘤细胞在迁徙过程中大部分可能被机体的免疫系统消灭。放射治疗和化学治疗是肿瘤常规治疗方法，沿用已久。放射治疗也是一种局部治疗。肿瘤切除术后放射治疗可以消灭未切除干净的原发肿瘤，但不能对付已经扩散的肿瘤细胞。化学治疗是一种全身治疗，可以对付蔓延全身各处的肿瘤细胞。化学治疗遵循一级动力学原理，每次化学治疗可消灭一定比例的肿瘤细胞，因此在理论上，化学治疗不能将剩下的少数肿瘤细胞完全消灭。那些"幸存"的肿瘤细胞大概要靠机体的免疫系统消除。这便是用免疫治疗配合常规疗法以减少转移、复发的依据。

（一）肿瘤与免疫

免疫监视的概念由 Paul Ehlich 首先提出，认为机体的免疫系统对肿瘤的发生具有监视职能，可随时清除刚萌芽的恶性转化细胞，防止肿瘤形成。有许多事实支持 Paul Ehlich 的学说。有先天性或获得性免疫缺陷的动物和人，肿瘤发病率明显增加。例如，先天性共济失调毛细血管扩张症和威斯科特－奥尔德里奇综合征（Wiskoto-Aldrich syndrome，WAS，表现为湿疹、出血、反复感染，尤其是中耳炎、血便、易外伤）的患儿伴有明显的免疫缺陷，恶性肿瘤的发生率达 2%～10%，其中多为网状淋巴系统的恶性肿瘤。又如获得性免疫缺陷综合征的患者，由于免疫系统功能受到破坏，不但易并发条件致病菌的感染，卡波西肉瘤的发病率还高达 20%。卡波西肉瘤本是一种比较罕见的病程较长的低恶度肿瘤，但在获得性免疫缺陷综合征患者中发病年龄提前，进程大为缩短。这些事例从反面证实了免疫监视作用的存在和重要性。免疫监视学说是否也适用于人类常见恶性肿瘤，还缺乏充分证据。但已经确知，许多致癌物质具有使正常细胞癌变和抑制免疫的双重作用。后一种作用可破坏免疫系统的监视功能，为癌变的细胞进一步发展成肿瘤创造有利条件。参与免疫监视的主要是 NK 细胞、巨噬细胞等执行肿瘤非特异性免疫反应的细胞。免疫监视学说的确立，是对人类恶性肿瘤进行免疫预防的依据。肿瘤刚开始生长时很小，它们并不能进入外周淋巴组织，因此逃避了免疫监视。随着进一步生长，肿瘤和免疫系统开始相互作用，即开始了免疫编辑。这时，免疫介导的抗肿瘤作用就取决于肿瘤细胞生长活性和机体负荷之间的相对平衡，这是相对于效应 T 淋巴细胞的强度和多样性而言的。肿瘤微环境可以进一步抑制抗肿瘤免疫应答，不利于那些免疫效应细胞到达肿瘤部位发挥作用。那些非理想的肿瘤抗原往往缺乏正性共刺激分子或负性次要共刺激分子。这种抗原提呈的选择性作用能够引起 T 淋巴细胞活性减弱、T 淋巴细胞失活，甚至 T 细胞明显坏死。本身肿瘤抗原的水平就很低，虽然功能性 T 细胞可以进入肿瘤，但是它们并不能识别靶标并激活。

肿瘤细胞的生物学特性又进一步为免疫侵蚀提供了平台。肿瘤细胞可以分泌抑制性细胞因子，如白介素－10、转化生长因子－β 和前列腺素 E_2（prostaglandin E_2，PGE_2），它们进一步抑制浸润性 T 淋巴细胞。肿瘤细胞表面也可表达死亡配体（FasL 或 CD59L）或肿瘤坏死因子相关的凋亡诱导配体，进而诱导 T 细胞死亡。肿瘤内在的遗传不稳定性使这种情况更糟糕，它可以引起表达抗原构型的动态改变。这可以同时或者通过靶向的免疫介导的干扰作用引起肿瘤抗原的下调。肿瘤选择性地下调各种抗原提呈分子的组成（组织相容性复合体 I、II，蛋白酶体亚单位和 TAP 传递物）。这些机制共同为抗原丢失的、变异的肿瘤的失控性生长提供了途径，这些肿瘤对抗原特异性的免疫治疗耐受。即使没有基于免疫的治疗，这种表型也与不良临床预后有关。

多数人类肿瘤的抗原性弱，不易刺激特异性免疫反应的产生。肿瘤通过产生免疫抑制因子和其他途径又对免疫系统产生抑制作用，使肿瘤免疫反应不论是特异的还是非特异的，均难以启动和发挥作用。面对这种形势，过继性免疫疗法应运而生，就是将现成的有杀伤力的免疫细胞成分输给患者。最成功的尝试是用淋巴因子激活的杀伤细胞（lymphokine-activated killer cell，LAK cell）。动物实验和临床初步应用结果都证实，向体内输入大量 LAK 细胞，甚至可以使已形成的肿瘤转移灶消失。具体步骤是用血细胞分离机将患者（或其他正常人）外周血中的白细胞分离出来，加入 IL-2 体外培养 3～5 天。这种处理不但可以诱导出具有广谱杀瘤作用的 LAK 细胞，还能使 LAK 细胞大量繁殖。因此，通过输血进入患者体内的 LAK 细胞在质和量上都足以克服肿瘤的干扰和抵抗，收到满意的效果。为了保持 LAK 细胞在体内的活性，在回输 LAK 细胞的同时，还需注射大剂量 IL-2，但大剂量的 IL-2 可引起严重的不良反应是这种疗法的显著缺点。一种尝试是，从肿瘤组织中分离出肿瘤浸润淋巴细胞（tumor-infiltrating lymphocyte，TIL），在体外做类似的处理。实验证明，经 IL-2 活化的 TIL 细胞的杀伤活性比 LAK 细胞强。初步临床应用结果表明，其疗效比用 LAK 细胞有所提高。但其在一部分病例中疗效不明显，原因正在探索中。

1796 年，Jenner 医生发现故意感染牛痘病毒能够引起轻微的疾病但继而产生对天花感染的免疫，主动免疫治疗从此开始了医学干预最伟大的革命。主动免疫治疗通过引起免疫反应，有效地抑制引起急性自限性感染性疾病的病原体，这些病原体引起自限性疾病，往往伴随着长效免疫症。使用的这种疗法在今天被称为"肿瘤免疫疗法"。20 世纪初，就有人设想肿瘤细胞中可能存在与正常组织不同的抗原成分，通过检测这些抗原成分或用这种抗原成分诱导机体产生抗肿瘤免疫应答，可以达到治疗肿瘤的目的。20 世纪 50 年代，发现了肿瘤特异性移植抗原（tumor-specific transplantation antigen，TSTA）及机体免疫反应具有抗肿瘤作用，免疫学在肿瘤的诊断和治疗上的应用才引起了重视。

肿瘤的免疫治疗是基于机体的免疫系统具有监视和杀伤肿瘤细胞的能力，与化学治疗和放射治疗相比，其具有特异性强、毒副作用小的特点。然而，肿瘤免疫经过数十年的研究，留给我们的只是有限进步，这使我们对免疫治疗的效果产生了怀疑，正是这一事实推动临床应用的快速发展，至少最近的许多临床试验证实了免疫疗法在某些癌症治疗中的潜力。疫苗菌株、单克隆抗体、细胞因子和过继性疗法等的使用，将为免疫治疗提供多维的思路。

（二）肿瘤的免疫治疗

理想的肿瘤免疫治疗药物应该能够区分肿瘤细胞和正常细胞，有足够效力杀死少量或大量肿瘤细胞，且能防止肿瘤的复发。肿瘤免疫学和免疫疗法是目前众多研究热点之一。

"免疫力"这个名词来源于拉丁语"immunitas"，最初是豁免的意思，指的是为罗马参议员提供的法定保护。尽管免疫系统通常被认为能抵抗传染性疾病，但引起免疫系统识别和消除肿瘤的能力对于肿瘤免疫疗法来说是基本理论依据。这种新型疗法提供了更好的方向并因此能更精确地治疗肿瘤。免疫疗法极有可能与外科手术、放射治疗和化学治疗这三种传统治疗方法一起用于肿瘤治疗。

1. 细胞成分

免疫反应通常分为固有免疫反应和高度特异性免疫反应，但是较慢形成适应或获得的免疫反应。固有免疫反应能快速发挥作用但没有特异性且具有理化障碍（如皮肤和黏膜）。血蛋白（如补体）、嗜细胞（巨细胞、中性粒细胞、树突状细胞、NK 细胞）、细胞因子是调控固有免疫相关的细胞。适应性免疫被认为是后天获得的免疫力，具有精确的特异性，能够记忆先前病原体的存在，而且能够区分自我和非我，更重要的是，当再次接触病原体时具有更强烈的反应。适应性免疫由T淋巴细胞和B淋巴细胞参与。T细胞根据其CD和主要组织相容性复合物（major histocompatibility complex，MHC）起源进一步分为辅助T细胞（CD4和Ⅱ类MHC）、细胞毒性T细胞（CD8和Ⅰ类MHC）、NK细胞和调节性T细胞（Treg）。B淋巴细胞产生抗体（体液系统），可以激活补体，增强被调理细胞的吞噬作用，并且诱导抗体依赖性细胞内细胞毒性。许多研究人员认为，T淋巴细胞介导免疫的发生比B淋巴细胞对肿瘤做出的反应更重要，但是没有证据支持这种观点。固有免疫和适应性免疫不相互排斥，固有免疫反应刺激并影响T淋巴细胞产生适应性反应的能力，固有免疫和适应性免疫反应之间具有共同的效应机制。

免疫反应根据机体是通过接触外来抗原被诱导（主动反应）或是通过来自个体免疫的血清或淋巴细胞被转移（被动反应）来进一步区分。尽管这两种途径都对目标抗原具有极强的特异性，但是一个重要的区别是被动途径不能记忆。主动/适应免疫反应的主要组成部分是淋巴细胞、抗原提呈细胞和效应细胞。此外，免疫反应能根据其对某种抗原是否具有特异性而被细分，而免疫力能够通过上调不具有特异性靶向的免疫系统获得。这些解释能使方法学被更好地说明，如主动特异性、被动非特异性等。

2. 免疫监视

免疫系统可以有效阻止肿瘤形成的进程，这种观点被命名为"肿瘤免疫监视"。科学证据支持这种假说的某些方面：IFN-γ 保护小鼠抑制肿瘤的生长；丧失 IFN-γ 受体的小鼠比正常小鼠对化学诱导的恶性肿瘤更加敏感，而且前者更有可能自发地产生肿瘤；缺失适应性免疫反应主要组成部分（T淋巴细胞和B淋巴细胞）的小鼠具有较高的肿瘤发生率；缺失 IFN-γ 和 B/T 细胞的小鼠肿瘤发病率高，尤其是在发生丧失的早期。

3. 肿瘤的免疫逃避

宿主对于产生有效抗肿瘤免疫力有重大障碍。大量死于癌症的人和动物说明，许多肿瘤逃避监视机制而在免疫活性的宿主体内生长。肿瘤有多种方式逃避免疫反应：①抑制细胞色素产物［如转化生长因子-β和白介素（IL-10）］。②通过灭活（无反应性）削弱 DC 的功能和（或）通过 IL-6/IL-10/VEGF/GM-CSF（粒细胞单核细胞集落刺激因子）减弱 DC 的成熟。③调节性T细胞（Treg，最初被称为抑制性T细胞）的诱导，能够抑制肿瘤特异性 CD4/CD8$^+$T细胞；由于结构缺陷导致的 MHC Ⅰ 基因丧失，在 β2 微球蛋白合成中发生改变，在转运相关抗原加工或实际 MHC Ⅰ 基因丧失方面发生缺陷（即等位或轨迹损失），以及由 B7-1 减弱引起 MHC Ⅰ 抗原提呈丧失（B7-1 是 CD28 介导T细胞报告基因和 MHC 衔接的一种重要的共激分子）。

4. 非特异性肿瘤免疫疗法

20世纪初期，William Coley医生发现某些偶然发生细菌感染的肿瘤患者比那些没有感染的患者活的时间更长。Coley开发了一种"细菌疫苗"来治疗恶性肿瘤的患者，提供了约15%的完全回应率。不幸的是，较高的失败率和显著的副作用使这种方法不得不中断。他的开创性的工作在癌症治疗中创立了非特异性免疫反应的调控。目前，有许多非特异性肿瘤免疫疗法如下所述。

（1）生物反应调节剂（biological response modifiers，BRM）。生物反应调节剂是指能够调节细胞生物反应从而在其外环境中发生改变的分子，在肿瘤免疫疗法的背景下，它很容易覆盖非特异性和特异性免疫疗法。这部分非特异性 BRM（有时称为"免疫增强剂"），经常与细菌和（或）病毒相关。是卡介苗（Bacille Calmette-Guerin vaccine，BCG）Colcy 毒素之后最早的 BRM 发现之一。BCG 是牛型分枝杆菌的活的减毒株，膀胱内灌注引起显著的局部免疫反应，从而引起抗肿瘤反应。Owen 和 Bostock 于 1974 年首次报道了 BCG 应用于患病动物，并且已经通过对多种类型的肿瘤进行探究，包括膀胱癌、骨肉瘤、淋巴瘤、前列腺癌、传染性性病肿瘤、乳腺癌、肉状瘤、鳞状细胞癌以及其他肿瘤。目前，LDI-100（一种包含 BCG 和人类绒毛膜促性腺素的产物）已用于治疗患有Ⅱ级或Ⅲ级肥大细胞瘤的患者，反应率分别是 28.6% 和 11.7%，而且，LDI-100 组中性粒细胞减少症明显减少。对于兽医的癌症免疫治疗领域，尤其令人兴奋的是 BRM 产物应用，与化学疗法的标准相比具有较好的效果和较低的毒性。不幸的是，目前 LDI-100 还不能大量获得。

棒状杆菌是另一种在兽医学中用于研究包括黑色素瘤和乳腺癌在内的大量肿瘤的 BRM。其他细菌来源的 BRM 包括减毒鼠伤寒沙门菌、分枝杆菌细胞壁 DNA 复合物，以及细菌超抗原。分枝杆菌细胞壁包含胞壁酰二肽（MDP），它能激活单核细胞和组织巨细胞。胞壁酰三肽磷脂酰乙醇胺是胞壁酰二肽的一个类似物，当其被胞壁酰三肽磷脂酰乙醇胺脂质体包封时，单核细胞和巨噬细胞吸收 MTP，通过诱导多种细胞因子来活化单核细胞和巨噬细胞发挥杀伤肿瘤效应。米伐木肽 L-MTP-PE 已经在人类和动物的多种肿瘤中被研究，包括骨肉瘤、血管肉瘤和乳腺癌。

溶瘤病毒也被用作人类和动物的非特异性抗癌 BRM。腺病毒被修饰后用于在转录方面靶向治疗犬类骨肉瘤，而且已经在体外和体内（没有病毒相关副作用迹象的正常犬类动物体内）被验证。同样，犬瘟热病毒，即人类麻疹病毒的犬类等价物，已经在体外用于感染患有 B 和 T 细胞淋巴瘤的犬类动物的犬类淋巴细胞系和新生淋巴细胞，并获得很高的感染率，说明犬瘟热病毒有可能在将来用于研究治疗患有淋巴瘤的犬类动物。

（2）重组细胞因子、生长因子和激素。目前，已有重组细胞因子、生长因子或者激素治疗人类和动物癌症的相关报道。也有可溶性细胞因子（如干扰素、IL-2、IL-12、IL-15 等）和细胞因子的脂质体（如脂质体 IL-2）在体外和（或）体内作用，或者应用一种病毒、细胞、脂质体 DNA 复合物、质粒，或者其他体系来表达细胞因子（如表达 IL-2 的重组痘病毒）的相关研究。

（3）癌症疫苗。癌症疫苗的最终目标是诱发抗肿瘤免疫反应，引起肿瘤和（或）其转移的临床衰退。多种类型的肿瘤疫苗已经用于各式各样肿瘤的Ⅰ期和Ⅲ期临床试验。由于适应性免疫系统诱导的速度较慢，对癌症疫苗的反应可能持续几个月或更长时间。免疫系统通过细胞毒性 T 淋巴细胞（CTL）和抗体识别的特异性肿瘤相关抗原（TAA）发现肿瘤。TAA 对于特殊的肿瘤类型来说可能是常见的，对于个别的肿瘤可能是唯一的，或者可能由如 *RAS*、*TP53*、*CDKN1A* 和（或）其他突变基因所产生。尽管 TAA 可能比其他上述共用的肿瘤抗原更具免疫原性，但是由于其较窄的特异性，并不是实用的靶向。大多数共用肿瘤抗原都是在肿瘤中超表达的正常细胞抗原。第一个被鉴定的抗原类别因其在正常睾丸中表达而被称为"睾丸癌抗原",但是它们也在黑色素瘤和其他一些实心瘤(如 *MAGE/BAGE* 基因家族)中被发现。据记录,多种方法已经用于免疫系统使其聚焦上述靶向,包括:①全细胞、肿瘤细胞裂解物和(或)亚单位疫苗(自体的或来自患者的肿瘤组织;异源的或来自患有同种类型症的个体;或者来自具有或没有免疫刺激性细胞因子的 γ 射线照射肿瘤细胞株的全细胞疫苗)。②用来诱发抗原特异性体液免疫和细胞免疫的同源和(或)异源质粒 DNA 使机体免疫的 DNA 疫苗。③用来传递编码 TAA 和(或)免疫刺激性细胞因子的基因的以病毒载体为基础的方法。⑤过继细胞转移(特异性免疫效应器细胞群的转移来产生更强和更集中的抗肿瘤免疫反应)。⑥抗体途径,如单克隆抗体、抗独特型抗体(独特型是每一个 B 淋巴细胞特有的免疫血球素序列,因此直接抵抗这些独特型的抗体被认为是抗独特型)。理想的肿瘤免疫治疗制剂应该能够区别肿瘤细胞和正常细胞(即特异性),效力足够强大,能杀死少量或大量肿瘤细胞(即敏感度),最后还能够防止肿瘤复发(即耐久性)。

5. 肿瘤生物治疗的现状和发展趋势

肿瘤生物治疗是指用生物制剂(如细胞、核酸、蛋白)和调节生物反应的小分子药物治疗肿瘤的方法,它在本质上不同于细胞毒性化学治疗。肿瘤细胞的生物学行为受细胞内外信号调节,这些信号通过某些具有特定功能的蛋白传递,这些蛋白可作为干预对象,称为分子靶点。干预分子靶点功能的治疗方法统称为分子靶向治疗,其代表性药物及治疗作用包括:反式维甲酸诱导白血病细胞向正常细胞分化,伊马替尼治疗胃肠间质瘤,吉非替尼和厄洛替尼治疗非小细胞肺癌,西妥昔单抗治疗结肠癌以及曲妥珠单抗治疗乳腺癌等。上述药物成功地提高了患者生活质量,延长了生存时间,确立了分子靶向治疗在肿瘤治疗中不可取代的地位。

通过分子靶点介导免疫效应细胞杀伤、抑制肿瘤细胞的方法统称为免疫治疗。现代肿瘤免疫治疗始于 20 世纪 80 年代基因工程重组干扰素和白介素 2(IL-2)的上市。在 20 多年沉寂之后,免疫治疗的抗肿瘤能力再次得到证实。2010 年 4 月,美国 FDA 批准自体树突状细胞疫苗[如西普列昔单抗(sipuleucel-T)]治疗内分泌治疗失败的无症状转移性前列腺癌。研究结果表明,与安慰剂组相比,该疫苗治疗组的中位生存期延长 4.1 个月,死亡风险降低 22%。除治疗性前列腺癌的疫苗外,宫颈癌的预防性疫苗也获得成功,人乳头瘤病毒(HPV)疫苗能成功预防 HPV 感染和宫颈癌癌前病变。此外,免疫治疗在黑色素瘤领域也取得重大进展。细胞毒 T 淋巴细胞相关抗原 4(CTLA-4)特异性单抗能阻断抑制性信号,维持 T 细胞活性。CTLA-4 特异性单抗(伊普利单抗,ipilimumab)用于转移性黑色素瘤的二线治疗,与肽疫苗相比能延长患者生存时间。尽管肽疫苗治疗转移性黑色素瘤无效,但肽疫苗联合 IL-2 的有效率和至疾病进展时间明显优于 IL-2 单药治疗。此外,联合应用肿瘤抗原特异性淋巴细胞输注与淋巴细胞清除技术,治疗难治性黑色素瘤的有效率高达 70%。上述结果显示,免疫治疗将成为一种重要的肿瘤治疗手段。有意思的是,多种传统抗肿瘤药物的作用机制也是免疫调节效应,如氟尿嘧啶、紫杉醇、吉西他滨和舒尼替尼等。人们曾一度相信,疫苗激发的机体主动性免疫反应只会针对诸如微生物感染等外来抗原导致的疾病,而怀疑其对具有自身抗原特性的肿瘤抗原能否起作用。2010 年 4 月,美国 FDA 批准将 sipuleucel-T 疫苗用于无症状或症状轻微的转移性激素抵抗性前列腺癌（mHRPC）的治疗，这是 FDA 批准的第一种治疗性肿瘤疫苗，标志着肿瘤疫苗从基础研究正式走向临床应用，也由此掀开了肿瘤疫苗治疗的新篇章，使人们对肿瘤疫苗有了新的认识。肿瘤抗原特异性 $CD8^+$ T 淋巴细胞被认为是主要的、对肿瘤细胞有直接杀伤作用的免疫细胞，这一细胞的激活需要抗原递呈细胞（APC）的作用，而树突状细胞（DC）是体内最强的 APC，因此在治疗性肿瘤疫苗的研发中，DC 常是关注的重点。刺激活化 DC 的方法有多种，其中一种刺激活化 DC 的方法是，在体外应用特异性肿瘤抗原负载 DC 并促使其成熟。sipuleucel-T 疫苗即是基于这一原理进行研发设计的，所用的肿瘤抗原是人前列腺酸性磷酸酶（PAP）与粒细胞－巨噬细胞集落刺激因子（GM-CSF）的重组融合蛋白，前者是一种前列腺癌相关抗原，后者是一种免疫细胞激活剂。sipuleucel-T 是由自体外周血单核细胞与人重组 PAP-GM-CSF 抗原在体外共同培养并激活的细胞组成，其活性成分是自体 APC 和 PAP-GM-CSF，培养终产物还包括 T 淋巴细胞、B 淋巴细胞、自然杀伤（NK）细胞和其他细胞。受者接受 sipuleucel-T 输注后，DC 在体内进一步活化，其可高表达主要组织相容性复合体（MHC）MHC-Ⅰ类和 MHC-Ⅱ类分子，MHC 分子与其捕获加工的 PAP 肿瘤抗原结合，形成肽－MHC 分子复合物，并递呈给 T 淋巴细胞；DC 还可通过其他途径进一步激活 $CD4^+$ 和 $CD8^+$ T 细胞，增强机体对前列腺癌肿瘤细胞的免疫应答。由于每次培养和输注的细胞数量、比例可能有差异，可通过检测 APC 表面被激活的免疫细胞分子标志物 CD54 的数量来评价 sipuleucel-T 的免疫效能。每次输注的 sipuleucel-T 应至少含有 4×10^7 个被 PAP-GM-CSF 激活的自体 CD54 细胞。

（三）恶性肿瘤生物治疗的临床应用

恶性肿瘤的生物治疗是随着人体免疫学、分子生物学与基因工程技术发展而出现的新方法，被视为继手术、放射治疗、化学治疗之后的第四种治疗模式。生物治疗的基础是免疫学。人体免疫功能与肿瘤的发生、发展有着密切的关系。肿瘤的发生和发展主要是由于宿主防御系统对肿瘤细胞失去调节和控制，导致机体和肿瘤之间失去抗衡，因此，如何调动机体固有的免疫功能抵御、杀伤并最终彻底消灭肿瘤细胞是研究的热点。恶性肿瘤的生物治疗就是通过补充或者刺激体内自身的生物反应调节物质去调动、完善和增强患者的免疫机能，以便消除肿瘤细胞并防止其复发和转移。恶性肿瘤的生物治疗临床试验卓有成效，具有良好的应用前景。肿瘤生物治疗包括基因治疗、细胞因子抗肿瘤治疗、抗肿瘤免疫疫苗治疗、单克隆抗体及其他生物制剂治疗。目前，这些治疗方法在临床上均得到使用，但有些方法的疗效不能确定。例如，使用基因治疗肿瘤药物仅在中国上市，如重组人 p53 腺病毒注射液和重组人 5 型腺病毒注射液，但在临床上使用疗效往往不令人满意，而且作为一种基因治疗品种，其临床应用所带来的远期和潜在安全性问题同样应受到关注，目前尚无相关的试验资料。细胞因子治疗也是临床上常用的治疗方式，如 IL-2、IFN-α 及 IFN-γ 等用于治疗一些恶性肿瘤，但临床疗效仍有待确认。本节重点讲述转移性卵巢肿瘤的细胞免疫治疗。

1. 过继性细胞免疫治疗

过继性细胞免疫治疗是通过回输抗肿瘤免疫效应细胞，提高机体抗肿瘤免疫能力的方法，是目前临床上最常使用的肿瘤生物治疗技术，我国多家三级医院已应用此方法治疗肿瘤患者，并取得了良好的治疗效果，现在临床常用的过继性细胞有细胞因子诱导的杀伤细胞（cytokine-induced killer cell，CIK cell）、LAK细胞和TIL。

（1）细胞因子诱导的杀伤细胞（CIK细胞）。细胞因子诱导的杀伤细胞疗法是将人外周血单个核细胞在体外经多种细胞因子（CD3单克隆抗体、IL-2、IFN-γ等）刺激活化后回输体内的治疗方法。其杀瘤活性强、杀瘤谱广、不良反应轻微，广泛用于肿瘤的辅助治疗。

CIK细胞是外周血单个核细胞，在体外经多种细胞因子共同诱导培养后，产生的一类以CD3＋CD56＋T细胞为主要效应细胞的异质细胞群，因此CIK同时具有T淋巴细胞和NK细胞这两种人体内具有抗肿瘤活性细胞的效应，其在体外抗肿瘤活性较以往生物治疗中培养的LAK细胞、CTL细胞、TIL活性强100～1 000倍。研究人员对其形象地描述为：如果T淋巴细胞在人体的免疫系统充当"炮弹"的角色，那么，CIK则相当于威力更为强大的"导弹"。CIK杀伤肿瘤细胞主要通过以下4种途径：①CIK能以不同的机制识别肿瘤细胞，通过直接的细胞质颗粒穿透封闭的肿瘤细胞膜，实现对肿瘤细胞的裂解。②通过诱导肿瘤细胞凋亡杀伤肿瘤细胞。③CIK分泌IL-2、IL-6、IFN-γ等多种抗肿瘤的细胞因子。④CIK细胞回输后可激活机体免疫系统，提高机体的免疫功能。

（2）淋巴因子激活的杀伤细胞（LAK细胞）。LAK细胞是指自体或同种异体外周血淋巴细胞经细胞因子（以IL-2为主）活化后获得的免疫杀伤细胞。其杀伤效应具有一定的非特异性，即具有较广谱的抗肿瘤作用。目前临床研究结果显示，其对肾癌、恶性黑色素瘤、肺癌、鼻咽癌、白血病以及非霍奇金淋巴瘤效果较好，而对其他实体肿瘤如卵巢癌、肠癌等则疗效不甚理想。当肿瘤负荷较大或出现转移时，其作用受到了限制。但对于控制复发、转移、微小残留灶以及恶性胸（腹）腔积液的治疗效果较为显著。

（3）肿瘤浸润淋巴细胞（TIL）。TIL指肿瘤组织中的具有抗肿瘤效应的浸润性淋巴细胞。目前获得TIL细胞的途径主要有四种：手术切除或活检的肿瘤组织、癌性胸腔积液、腹水中的淋巴细胞、转移淋巴结。TIL细胞分离操作复杂，易造成污染，培养时间较长，且多数肿瘤组织中TIL细胞含量很少，其培养成功率只有20%左右。因此临床应用受到一定限制。

（4）自然杀伤细胞（NK细胞）。NK细胞属于大颗粒淋巴细胞，来源于骨髓，占外周血淋巴细胞总数的5%～10%，是机体最重要的免疫细胞，具有广谱抗肿瘤作用，其不依赖于抗原刺激就可以非特异直接杀伤肿瘤细胞和病毒感染的靶细胞，特别是对淋巴瘤和白血病细胞作用更为明显。因此，在机体免疫监视和早期抗感染免疫过程中起重要作用，是抗癌免疫治疗的第一线细胞，能迅速溶解某些肿瘤细胞。

（5）树突状细胞（DC）：树突状细胞即肿瘤抗原的提呈细胞（把肿瘤的相关信息提供给人体内正常存在的具有杀伤肿瘤活性的细胞），是迄今为止发现的功能最为强大的抗原提呈细胞，在人体的免疫系统里扮演近似"雷达"的角色。

目前，我国在临床上常用的生物治疗方法为DC＋CIK细胞疗法，该联合疗法取得"1＋1＞2"的疗效，可以显著地抑制肿瘤细胞的生长、增殖，明显改善患者的生活质量，提高肿瘤患者的生存期，是继肿瘤手术、放射治疗、化学治疗后又一种更加有效的新手段。该疗法既可单独使用，也可以作为手术、化学治疗和放射治疗后的有力辅助手段，效果显著。该方法结合手术切除等治疗，可清除不能用手术切除的极微小瘤灶或是体内散存的肿瘤细胞，在延缓或阻止肿瘤的转移或复发方面有重要作用；对于部分暂时不适宜做手术、介入或其他治疗的肿瘤患者，也可以先进行 DC + CIK 细胞治疗，提高身体机能状况，改善生活质量，争取其他治疗机会。由于生物免疫治疗技术是利用人体自身的免疫细胞而不是传统的化学药品来杀伤肿瘤细胞的，因此该技术安全无毒副作用，适用于癌症各阶段的治疗。

肿瘤生物治疗是优于手术、放射治疗和化学治疗的最新治疗技术，是通过生物技术在高标准的实验室内培养出可杀伤肿瘤的自体免疫细胞，回输体内，直接杀伤肿瘤细胞的治疗方法。与传统的治疗方法不同，肿瘤生物治疗在不损伤机体免疫系统和功能的前提下，直接识别、消灭存在于人体血液中的肿瘤细胞，恢复和增强机体自然抗癌免疫系统和功能。肿瘤生物治疗具有不伤身体、无痛、无须住院等优点，能提高患者自身的免疫力与生活质量，并适用于所有的肿瘤，该生物治疗技术已正式运用于临床。

生物细胞免疫疗法是继手术、放射治疗和化学治疗之后的第四大肿瘤治疗技术。生物细胞免疫法治疗肿瘤具有以下优势：效果确切、有效率高。对有些癌症，有效率高达 70%。无放射治疗、化学治疗的毒副作用，患者不痛苦，耐受性好，杀瘤特异性强。能够激发全身性的抗癌效应，对多发病灶或转移的恶性肿瘤同样有效。可以帮助机体快速恢复被放射治疗、化学治疗破坏的抗恶性肿瘤免疫系统，提高远期抗恶性肿瘤能力。对恶性肿瘤术后防复发效果显著，远期抗癌效果良好。

恶性肿瘤生物治疗，其作用不是杀死全部肿瘤细胞，而是由于当癌症细胞负荷明显降低时，机体的免疫功能恢复后，通过清除微小的残留病灶或明显抑制残留癌症细胞增殖的方式来达到治疗肿瘤的目的。

恶性肿瘤免疫治疗正是通过人为的干预来调动机体自身的免疫系统，对恶性肿瘤细胞进行杀灭和抑制其增殖。实验及临床均提示，机体的免疫系统具有清除恶性肿瘤细胞的作用，在原发性癌症手术切除或经氩氦刀等微创手术消融控制局部病灶后用免疫疗法能杀灭剩余的恶性肿瘤细胞，消除复发、转移的因素，增加治愈的可能性，延长生存时间，提高生活质量。

2. **适应证**

（1）手术后的肿瘤患者。早期原发性的肿瘤病灶，除手术、放射治疗、化学治疗等治疗手段外，更易实施细胞生物学技术，充分利用树突状细胞和 CIK 细胞进行自体杀灭恶性肿瘤细胞治疗，有效控制恶性肿瘤细胞发展、复发与转移，甚至杀灭全部肿瘤细胞，对于大多数早期肿瘤患者来说，甚至可以一边工作一边治疗。

（2）联合放射治疗、化学治疗的患者。生物治疗技术能增强放射治疗敏感性，减少毒副作用；抵抗化学治疗药物的免疫抑制作用，增强对化学治疗药物的敏感性，提高化学治疗的疗效；迅速缓解患者的临床症状，大部分患者可达到瘤体缩小甚至消失或长期带瘤生存的效果。而对于放射治疗、化学治疗无效的患者，同样可以采用生物治疗延长生存期。癌性胸、腹腔积液患者使用该技术定期腔内注射可以减少积液的产生，改善因积液引起的疼痛、腹胀、胸闷等。

（3）无法承受手术、放射治疗、化学治疗，以及放射治疗、化学治疗失败的肿瘤患者。细胞免疫治疗对肿瘤细胞的识别能力很强，对于那些体质相对较弱、错过手术最佳治疗时期又承受不了放射治疗、化学治疗反应的患者，较为适合选用生物治疗技术。

（4）放射治疗、化学治疗后的综合治疗。由于肿瘤生物治疗技术具有免疫调节和自体细胞修复作用，在治疗肿瘤的同时，可减轻放射治疗、化学治疗带来的毒副作用。例如，出现消化道症状减轻或消失、皮肤恢复光泽、黑斑淡化、静脉曲张消失、头发停止脱落并恢复生长、白发变黑发等"年轻化"表现，精神状态和体力亦有明显恢复。

（5）晚期肿瘤、不适宜做其他治疗的患者。晚期肿瘤、已发生转移、体质较弱的患者均可以选择最先进的生物治疗技术，先激活体内的免疫功能，通过高特异功能的免疫细胞识别和杀伤肿瘤，促进治疗，控制肿瘤的转移和复发，有效延长患者生存时间，提升生存质量。

3. 禁忌证

（1）孕妇或者正在哺乳的女性。

（2）T 细胞淋巴瘤患者。

（3）不可控制的严重感染患者。

（4）对 IL-2 等生物制品过敏的患者。

（5）严重自身免疫性疾病患者，如艾滋病患者。

（6）正在进行全身放射治疗、化学治疗的患者。

（7）晚期肿瘤造成的恶病质、外周血象过低患者。

（8）器官功能衰竭。心脏功能分级达 V 级以上；肝脏功能达到国内肝功能分级 C 级以上；肾衰竭及尿毒症；肺出现严重的呼吸衰竭症状；脑出现转移灶并伴意识障碍者。

（9）脏器移植者。

（10）长期使用或正在使用免疫抑制剂的患者。

（11）对治疗中所用生物试剂过敏者。

4. 生物治疗流程

（1）第一步：细胞采集。从患者体内抽取外周血，并分离出所需的单核细胞。

（2）第二步：在实验室对细胞进行修饰、激活、扩增，通过实验室技术将采集的患者单个核细胞负载肿瘤抗原，扩增抗肿瘤细胞。

（3）第三步：细胞质检。将培养好的细胞逐一筛检，剔除发育不良、不合格的细胞。

（4）第四步：细胞回输。将培养好的细胞按疗程回输到患者体内。

（5）第五步：疗效评估。每个疗程结束后医生将按照疗效指标，对患者的治疗效果进行评估，以确定最好的治疗方案。

5. DC-CIK 细胞的制备

DC 高表达 MHC-Ⅰ类、Ⅱ类分子，MHC 分子与其捕获加工的肿瘤抗原结合，从而启动 MHC-Ⅰ类限制性 CTL 反应和 MHC-Ⅱ类限制性的 $CD4^+Th1$ 反应；DC 还通过其高表达的共刺激分子提供 T 细胞活化所必需的第二信号，启动免疫应答。

（1）采血前检查。采血前 1 天进低脂清淡饮食，采血当天饱食。采血量为 80～100 mL，根据 24 小时内血常规中白细胞及淋巴细胞计数进行调整：若白细胞大于 4×10^9/L 且淋巴细胞计数大于 1×10^9/L，采血 80 mL；白细胞小于 4×10^9/L 或淋巴细胞计数小于 1×10^9/L，采血 100 mL。使用单采机采血的要求同上，当天采血完成后要留院观察 12 小时。行化学治疗、放射治疗、介入等治疗后至少 1 周方可采血，宜在化学治疗、放射治疗、介入治疗前采血。应用粒细胞集落刺激因子（G-CSF）升白细胞治疗后无法采血；有明确感染或者不明原因发热、白细胞大于 10×10^9/L 的患者无法采血。患者在进行血细胞采集之前，必须检查肝炎病毒 HBV、HCV、HIV-1/2、梅毒螺旋体等，在采血前 1 天检查血常规及肝肾功能等。

（2）外周血单个核细胞（PBMC）采集。无菌条件下，由专职人员使用血细胞分离机采集患者自体外周血单个核细胞，细胞数量达到（1～3）$\times10^8$/L 以上，必须保证每位患者一套采集管道。

（3）肿瘤抗原的制备。无菌条件下，将手术切除的肿瘤标本的癌旁非肿瘤组织去除干净，浸于磷酸盐缓冲溶液（PBS 溶液）中；然后用手术刀将组织块切碎，浸于包含 0.5 mg/mL Ⅳ型胶原酶和 75 U/mL Ⅰ型 DNA 酶的消化液中，37 ℃孵育 30 分钟，收集细胞；细胞经过液氮和 37 ℃温箱反复冻融 5 个循环，收集细胞裂解物并通过滤器过滤，-80 ℃保存备用。肿瘤细胞裂解物采用 BCA 法测定蛋白浓度。

（4）DC 的培养及鉴定。收集的 PBMC 重悬于无血清培养基中，置于 37 ℃、5% CO_2 培养箱 2 小时，去除非贴壁细胞，加入 rhGM-CSF 1 000 U/mL 和 rhIL-4 500 U/mL，刺激细胞向 DC 分化；根据生长情况每 2～3 天进行一次半量换液；在培养的第 5 天，加入肿瘤抗原裂解物 50 μg/mL，刺激抗原特异性的 DC 产生；在培养的第六天，加入 IL-1β、IL-6 和 TNF-α 等细胞因子，刺激 DC 成熟；在第 7 天，收获 DC，其数量应达到 1×10^6 个以上，台盼蓝染色检测细胞活力应在 80% 以上，流式细胞仪检测 DC 免疫表型 CD11c、HLA-ABC、HLA-DR、CD40、CD80、CD83 和 CD86 等的表达，成熟的 DC 高表达以上表面标记。

四、多学科专家组诊疗模式

近 20 多年来，随着科技的发展，转移性卵巢肿瘤诊断及治疗的技术与方法也在不断地更新和发展。但是每一种治疗手段都有其局限性，如果单纯依赖某一诊疗手段，则难以取得理想的效果。因此，转移性卵巢肿瘤的诊疗需要多学科专家组（MDT）的参与。综合不同的学科对转移性卵巢肿瘤的诊疗经验，可找到针对特定病例的最佳的诊疗方案。2009 年，美国临床肿瘤学年会提出"肿瘤医疗个体化"理念，即通过 MDT 协作诊疗模式，以患者为中心依靠学科专家组，保障患者得到最佳及最规范的治疗方案。MDT 诊疗模式是以循证医学为基础，组织多个相关学科的特定专家组成专病诊疗小组，对某一器官或系统疾病，定期、定时、定点进行讨论及协作，对患者做出正确的诊断，对病情做出准确的判断，并提出适合患者病情的最佳系统治疗方案，继而由相关学科单独执行或多学科联合序贯执行治疗方案。其不但能提供个体化的诊疗，而且能更高效地治疗肿瘤。

近10多年来，MDT诊疗模式已逐渐成为国际肿瘤诊疗的主流，欧美地区和澳大利亚等国家和地区的癌症医疗体系已广泛采用MDT诊疗模式。美国国家综合癌症网络（NCCN）也倡导癌症患者采用MDT诊疗模式。转移性卵巢肿瘤的MDT诊疗模式以患者为中心，专家库应囊括以下相关方面专家：①原发灶治疗所属科室（如胃肠外科、肛肠外科、甲乳外科、泌尿科、胸心外科、头颈外科等）人员；②卵巢癌治疗所属科室人员；③内科（如消化内科、肿瘤内科、化学治疗科、放射治疗科等）人员；④医技科室（如影像科、病理科等）人员；⑤护理人员；⑥临终关怀人员；⑦基础研究人员；⑧心理学家、理疗师及语言治疗专家。对具体某一患者行MDT讨论，可根据患者的具体情况，针对性地从专家库中酌情选择不同的专家参与MDT讨论，对患者的病情进行全面讨论和评估，明确病情，并针对不同的治疗目标制定出一个系统的综合的检查、诊断及治疗方案。MDT诊疗模式带来的益处包括：更精确的疾病分期，较少的治疗混乱和延误，更个性化的评估体系，更好的治疗衔接，提高生活质量，最佳的临床和生存获益。

然而，对不同的患者，MDT诊疗模式的内容有所区别：①卵巢转移灶能R0切除，以治愈为目标，围绕手术治疗进行相应的新辅助和（或）辅助治疗，降低术后复发率。②卵巢转移灶无法切除但经转化治疗可R0切除，一般情况较好，宜积极地综合治疗以达到最大限度地缩小瘤体。总之，一般情况较好，可积极地联合治疗以尽快缩小瘤体，或控制疾病进展；一般情况较差的，可予低强度、低毒性的维持治疗，尽可能阻断疾病的进展，以及改善预后等。转移性卵巢肿瘤患者经MDT共同讨论后制定的系统的综合治疗方案，可以为患者带来较好的治疗效果和预后。

五、营养支持治疗

（一）营养特征

恶性肿瘤患者的营养不良风险与肿瘤类型、部位、大小和分期等有关，营养不良极大地影响肿瘤患者的预后，营养不良状态使抗肿瘤治疗产生的毒副作用及并发症增加，进而导致患者生活质量下降、生存时间缩短。研究报道，40%～80%的肿瘤患者存在营养不良。转移性的卵巢肿瘤大多数来自消化道，最常见的是结直肠癌，其次是胃癌。而消化道肿瘤相对于非消化道肿瘤更容易发生营养不良。调查显示，有30%～85%的肿瘤患者会进展至癌性恶病质，最易发生恶病质的是胃癌、胰腺癌和食管癌，发生率约为80%，大肠癌约为60%。

1. 营养不良原因

恶性肿瘤患者营养不良的原因主要有3个方面，即摄入不足、吸收下降、代谢改变。从肿瘤本身的影响来看，恶性肿瘤可造成机体代谢功能紊乱，糖类大量消耗，脂肪、蛋白质等分解代谢增加；同时，恶性肿瘤还可引起厌食、疲劳、味觉改变，以及消化道、胆道梗阻，疼痛等。而外科手术、放射治疗、化学治疗等抗肿瘤治疗手段也可能引起患者消化系统功能障碍。例如，化学治疗可造成患者消化道黏膜损伤，消化道局部放射治疗可引起放射性消化道炎，导致患者吞咽困难和消化不良。此外，许多患者在诊断为肿瘤后常伴随有抑郁、焦虑等症状，这些都直接影响患者的食欲和消化功能，使营养不良成为肿瘤患者常见的并发症。有调查表明，大约50%的肿瘤患者发生味觉、嗅觉改变，约50%的肿瘤患者在临床诊断前后发生厌食，68%的上消化道肿瘤患者面临严重的经口摄入不足问题。营养摄入下降与营养状况的关系随疾病进展逐渐增加，早期患者体重丢失先于摄入减少，而晚期患者的体重丢失可能与营养摄入减少的关系更密切。

2. 营养不良特征

（1）厌食。厌食是多数进展期肿瘤患者的共性表现。研究发现，荷瘤动物脑组织中的神经递质 5-羟色胺代谢异常，其前体物质（色氨酸）升高，可能是荷瘤状况下厌食的原因之一。控制食欲的神经内分泌中枢位于下丘脑侧部。荷瘤状态下，某些因素改变了对此区域的输入性和输出性刺激，导致味觉改变和食欲减退，如有些肿瘤患者表现为甜味阈值增高、酸味和咸味阈值下降；也可能是中枢对肿瘤产生的负面生理体验，与嗅觉、味觉互相整合的作用所致。此外，葡萄糖经无氧酵解产生大量乳酸在体内堆积或清除率下降，也可继发恶心和厌食。

（2）静息能量消耗（REE）异常。约60%的肿瘤患者表现为REE异常。其中，REE降低者约33%，升高者约26%。消化道肿瘤患者中约有26%的胃癌患者处于高代谢状态，其REE为110%；而结直肠癌患者的REE则未见明显升高。在三大营养素的代谢异常中，突出的是糖代谢异常。肿瘤中晚期，尤其是体重下降者的葡萄糖生成明显增加，其原因可能是肿瘤释放的某种物质间接作用于糖异生组织，促进肝内糖异生。糖代谢异常主要表现为乳酸-葡萄糖循环增强；尽管葡萄糖更新加速，但机体对葡萄糖的利用能力却较差。1个乳酸循环净消耗6分子ATP，这种周而复始的恶性循环是荷瘤状态下葡萄糖代谢的特点。

（3）脂肪动用增加和体脂丢失。脂肪动用增加和体脂丢失是癌性恶病质的又一典型特征，可能由于儿茶酚胺分泌增加、胰岛素抵抗、肿瘤或其他组织产生并释放脂肪分解因子所致；此外，脂肪摄入减少和利用障碍也可引起脂肪动用增加和体脂丢失。脂肪分解促使三酰甘油-脂肪酸循环增强，该循环过程消耗能量并致体重丢失。

（4）蛋白质代谢异常。蛋白质代谢异常以机体总蛋白质更新率增加和蛋白质分解大于合成为特征，其结果首先体现在骨骼肌蛋白的消耗，其后才是内脏蛋白的消耗。处于饥饿状态、营养不良的肿瘤患者，其蛋白质更新率较营养不良的良性疾病者和健康者分别高出32%和35%。但不同种类肿瘤患者的总体蛋白质更新率增幅不一，也有些肿瘤患者的蛋白质更新率并无异常变化。

（5）其他。恶性肿瘤的治疗涉及手术、化学治疗、放射治疗、免疫和生物治疗等，可从不同方面影响患者的营养状况：①与治疗相关的各项检查和手术前、后所需的消化道准备，限制了消化道对营养物质的吸收。②手术和麻醉应激导致分解代谢。③化学药物作用于中枢化学受体诱导区或局部，如作用于肠道，产生黏膜炎、肠炎，导致恶心、呕吐的症状，最终影响食欲。④咽喉部、胸部和腹部放射治疗导致的咽喉部和会厌的结膜炎及放射性肠炎常影响食物的消化和吸收。⑤除上述肿瘤导致的局部、全身代谢改变和抗肿瘤治疗因素外，患者对肿瘤的恐惧、焦虑、无望感等可使食欲受抑制，并引发睡眠障碍，也会影响营养状况。

（二）营养治疗

目前，在对肿瘤患者的治疗中，已将治疗对生活质量和营养状态产生的正性影响视为与生存率同等重要。因此，对多数伴有营养不良的肿瘤患者而言，尽管在抗肿瘤治疗期间的营养干预效果不如对良性疾病导致营养不良者的干预效果，却已成为不可缺少的综合治疗措施之一。

1. 营养治疗目的

肿瘤患者的营养不良是一个恶性循环。由于食欲不振、摄食减少，引起体力活动减少，全身衰弱，消化吸收功能下降，进一步造成厌食，最终导致体重下降、全身衰竭，影响预后。因此，肿瘤患者的营养治疗就要打破这一恶性循环，其目的如下：①纠正或改善患者的营养状况，提高机体的免疫功能和抗病、抗癌能力，达到"扶正祛邪"的目的。②调整患者的营养状况，改善生活质量，避免焦虑不安，使患者在精神和心理上充实愉快。③营养治疗可提高患者对手术治疗的耐受性，减少术后感染，加速伤口愈合，也可提高患者化学治疗和放射治疗的耐受能力，减少治疗的副作用。

2. 营养治疗原则

（1）营养不良并非宿主对肿瘤必然的反应，通过适当的营养治疗手段，肿瘤患者的营养状况可得以维持或得到改善。

（2）对每例肿瘤患者都应定期做营养评估，以便及早发现营养问题；对出现的营养问题及早处理远比出现营养不良后再进行纠正更为有效。

（3）对做抗肿瘤治疗的患者，在治疗前、治疗中和治疗后必须强调营养评估和营养治疗。

（4）患者出院后，应继续随访，使得营养治疗方案即使在门诊也能得以继续。

（5）患者胃肠道功能良好时，应尽可能采用经肠营养，并鼓励经口摄食。营养素在小肠吸收经门静脉进入肝脏，对内脏蛋白合成和代谢调节有利。经口摄食困难或不足时可考虑采用管饲或静脉营养。在进行静脉营养时，一旦胃肠道功能恢复，可逐渐增加经肠营养的比重。

3. 营养治疗需要量

虽然人们普遍认为肿瘤患者的体重丢失可能与肿瘤患者的 REE 比普通患者高有关，但调查结果显示并非完全如此。研究发现，30%恶性肿瘤患者处于高代谢状态，45%处于正常范围，24%处于低代谢状态。有报道提示，肺癌、卵巢癌、胰腺癌患者 REE 增加的比例较高，而胃癌、结直肠癌增加不明显，大约只有 26% 的患者处于高代谢状态。有研究使用间接能量测定仪监测头颈癌患者的 REE，结果显示，在治疗前和治疗刚结束及结束后 2 周患者的 REE 均升高，但是治疗中间变化不大。研究还发现，肿瘤类型及荷瘤时间，是决定肿瘤患者 REE 的主要因素。因此，对于需要准确计算能量需要的患者（如肺功能不全），目前推荐的是采用能量间接测定仪测定。现有的 REE 计算公式，包括最常用的 H-B 公式，在准确判断患者能量的实际消耗上存在误差。一个简单判断能量供给是否合适的办法是监测患者的体重,根据体重变化调整热量供给。在平时工作中,多数患者热量需要量可用如下方法粗略估计:营养正常的肿瘤患者,治疗中的 REE 为 84～105 kJ/(kg·d),并应根据应激情况、活动水平进行调整。一般每日 105～147 kJ/kg 可满足多数肿瘤患者的需要,个别消耗严重的患者可以增加至 168 kJ/kg。蛋白质每日供给 1.2～2 g/kg。研究显示,当非蛋白供热与氮之比为(100～120):1,同时,总的供热达 REE 的 1.7 倍时最容易达到氮平衡;短中期的肠外营养支持,选用纯葡萄糖供热或葡萄糖加脂肪乳混合能量供热[糖类与脂类之比为(40～60):40],其在氮平衡、免疫反应、感染风险等方面差异不大,而营养治疗效果相当。此外,应激情况下可以适当增加水溶性维生素和抗氧化维生素(如维生素 C、维生素 B、维生素 E、维生素 A)的供给。

(1) 围手术期肿瘤患者的营养治疗。外科手术是肿瘤治疗的常用措施之一,但严重营养不良的患者接受手术治疗后,可导致术后并发症明显增加,病死率升高。因此,应对所有需要手术的患者进行营养筛查与评价,对已发生严重营养不良的患者应积极给予肠内外营养支持。目前,研究最多的是消化道手术患者的营养支持。医学获得的 A 级证据显示,如果病情允许,手术前对存在严重营养不良(半年内体重丢失 >10% 或 BMI <17 kg/m² 者)的胃、肠癌患者进行 5～10 天的营养支持,术后维持营养支持不少于 7 天,可以降低术后 10% 的感染性并发症发生,而对于轻、中度营养不良的患者无明显改善。多项研究证实,术后早期开始小肠内营养支持,85%～97% 的患者能很好耐受。因此,除患者有肠内营养禁忌证(如肠梗阻、高流量肠瘘、肠内营养不耐受等),建议术后早期使用肠内营养支持。在发热及大手术后应激期(3～5 天)内给予低热量[75.6～84 kJ/(kg·d)]、低氮[0.6～0.8 g/(kg·d)]的营养供给,对患者较有利。而恢复期则应增加热量和蛋白供给量,分别达 126～147 kJ/(kg·d)和 1.2～1.5 g/(kg·d)。

(2) 放射治疗、化学治疗的肿瘤患者的营养治疗。研究表明,在化学治疗、放射治疗期间,营养正常或仅轻、中度营养不良的患者使用肠外营养对临床结果改善不大,包括骨髓抑制、肿瘤反应、生存期都没有改善。然而,这一结论不适用于存在严重营养不良及 7～10 天内经口进食严重不足(不能满足每日 60% 营养需要)的患者。有研究发现,对于干细胞移植的患者,肠外营养支持能缩短住院时间,有预防该类患者体重丢失的作用,但未发现其能降低化学治疗的不良反应。对头颈癌放射治疗的患者开始放射治疗前实施经皮内镜下胃造口(PEG),有利于防止体重丢失、避免治疗中断。也有研究发现,肠外营养支持对腹部放射治疗的患者没有降低并发症发生的作用。放射治疗患者容易合并严重营养不良,常常导致放射治疗中断,影响治疗效果。因此,准备进行放射治疗的患者首先应进行营养风险评估,对于可能发生营养摄入不足的患者,应在治疗一开始就进行管饲营养支持等干预措施。

(3) 严重营养不良的肿瘤患者的营养治疗。严重营养不良可导致患者免疫功能、胃肠道功能的下降,并使感染性并发症增加、伤口愈合延迟,因此应积极给予营养支持。应特别注意营养配方的选择和输液速度,水、钠不应过量,初期蛋白质、能量、脂肪应先给予推荐量的一半,第 3 至第 5 天增加到全量或根据患者耐受情况进行调整;严重营养不良的患者比正常人需要更多的维生素 A、维生素 C、维生素 E 及钾、磷、钙、锌等微量元素。为了促进组织器官功能的恢复，最终的能量和蛋白质需要量较高，分别要达到每天 35～168 kJ/kg 热量和 1.2～1.5 g/kg 的蛋白质。采用标准配方进行肠内营养支持时，可通过静脉补充缺乏的电解质和维生素（如维生素 B、维生素 C 等）。早期营养支持的目标是改善机体功能和加速康复，长期目标则是促进机体的恢复。体重增长和血清白蛋白恢复是衡量治疗效果的重要指标。

4. 影响营养常见症状的处理

由于肿瘤和肿瘤治疗所产生的许多症状会影响患者的营养摄入，通过膳食及药物可减轻这些症状带来的不良影响。

（1）厌食。厌食是肿瘤和肿瘤治疗中最常见的症状之一，心理压抑、焦虑不安可加重厌食症状。为减轻厌食，可采取下列措施：①医生应告诉患者营养的重要性，鼓励患者进食。②增加饮食的色、香、味来刺激食欲，也可在餐前半小时适当活动来增进食欲。③采取少量多餐法来保证摄入足够的蛋白质和热量。④尽可能让患者同家人和朋友一起进餐，创造良好的心理氛围。

（2）味觉迟钝。味觉迟钝往往发生于化学治疗和放射治疗时，或由肿瘤本身引起。少量多餐，或多进食新鲜水果、蔬菜，增加食物的色泽和香味，并避免引起异味的某些蛋白质类食物，有可能部分克服味觉迟钝带来的不良影响。

（3）口干。口干往往出现于头颈部放射治疗之后，由唾液腺分泌减少所致。可增加多汁的饮食和水果，固体食物可与汤汁共进，咀嚼无糖的口香糖也可增加唾液分泌，酸辣的食物虽可减轻口干症状，但有刺激性，应慎用。

（4）吞咽困难。吞咽困难常常是头颈部放射治疗或口腔手术的并发症，若症状不严重，可食用软食、切细煮烂的固体食物，或进食时佐以汤汁来克服，但不主张进食流质以免食物吸入呼吸道。若症状严重，则需用管饲或静脉营养。

（5）腹胀。腹胀是因胃肠道消化能力下降和食物通过的时间延长所致，也与所进食物性质有关。饮食上应少量多餐，餐前、餐后坐起或适当行走，避免进食肥腻、油炸、产气食物（如牛奶和碳酸饮料）。

（6）便秘。便秘可由膳食纤维缺少、活动减少和使用麻醉药品所致。膳食中应增加新鲜蔬菜、水果、全谷面包和麦片，也应增加进液量，必要时可用轻泻剂或灌肠。

（7）腹泻。腹泻可因化学治疗、腹部放射治疗或肠道手术所致。开始时应仅饮液体使肠道休息，逐步增加无渣或少渣食物，如米饭、面条、土豆泥、香蕉等，再过渡至低渣软食，直至正常饮食。可采用自制口服补液（1 L 开水加 1 茶匙盐、1.5 匙苏打和 4 匙食糖）并适当补充钾。腹泻时应避免进食油腻、辛辣、刺激、过冷及含纤维素多的食物。必要时可用药物止泻。

（8）食管炎。食管炎由化学治疗或头颈区放射治疗所致。往往有吞咽疼痛和吞咽困难表现。慢慢咽下利多卡因可缓解疼痛和刺激；也可用自制的液体（1～2 茶匙苏打和 1 茶匙食盐溶于 1 L 温水中），进食前咽下 2～4 汤匙，有助于缓和化学治疗或放射治疗对食管黏膜的刺激，必要时可口服镇痛药（如可待因）来减轻痛苦。

（9）呕吐。呕吐早期应禁食，待缓解后慢慢过渡到清流质、流质、半流质、软食。

维持液体（如果汁、清淡的肉汤）的摄入等。

5. 特殊营养素在肿瘤患者中的应用

近年来，随着药理营养素的出现和作用机制的阐明，在标准营养配方基础上添加某些具有特殊作用的营养素，利用其药理学作用达到治疗和调节机体代谢与免疫功能的目的，即药理营养或免疫营养。营养支持也由传统的单纯提供能量和营养底物、维持机体氮平衡和组织器官结构与功能，拓展到通过提供某些特殊营养素来调控应激状态下机体代谢过程、炎性介质的产生和释放，刺激免疫细胞，增强免疫应答能力，维持肠道屏障功能，保护机体重要器官功能，从而改善患者的临床结局。大量针对消化道肿瘤手术患者的临床研究发现，不同的免疫营养制剂比普通制剂具有更明显效果，具有提高机体免疫力、降低感染性并发症及炎性反应、保护肠黏膜屏障、促进伤口愈合等作用。目前，研究及应用较多的免疫营养物质有脂肪酸、谷氨酰胺和精氨酸等。

（1）ω-3 脂肪酸：ω-3 脂肪酸为多不饱和脂肪酸（PUFA），具有提供能量、下调炎性因子和降脂等作用。目前，许多试验均证明 PUFA 具有抗肿瘤活性，能抑制包括结直肠癌、卵巢癌、乳腺癌等肿瘤细胞的生长。PUFA 是近年来受关注与研究较多的营养素，它通过改变细胞膜磷脂构成，增加膜流动性，影响细胞膜上受体的空间构象和离子通道，进而影响细胞功能分子的合成，抑制信号转导。此外，PUFA 调控基因表达和信号分子及转录因子，改变脂肪酸组成及结构，影响各种炎性介质、细胞因子的合成及白细胞的活性，从而减少炎性介质的产生与释放，具有抗炎、改善机体免疫功能的作用。多个研究均证实，PUFA 还参与细胞代谢产物调节受体介导的多种信号转导途径，包括跨膜受体介导和核受体介导的信号转导途径，最终影响基因表达，引起细胞代谢、增殖、分化和凋亡等一系列的改变。另外，PUFA 还被证明对某些肿瘤的化学治疗起协同作用，可减少化学治疗药物的剂量。

（2）谷氨酰胺（Gln）：谷氨酰胺是机体中含量最丰富的氨基酸，约占总游离氨基酸的50%，是合成氨基酸、蛋白质、核酸和许多其他生物分子的前体物质，在卵巢、肾、小肠和骨骼肌代谢中起重要调节作用，是机体内各器官之间转运氨基酸和氨的主要载体，也是所有快速增殖细胞（如小肠黏膜细胞、淋巴细胞等）生长、修复特需的能源物质，对维护肠道黏膜结构和功能的完整性起着十分重要的作用。补充外源性 Gln 可通过增加血浆和肌肉中 Gln 浓度来促进蛋白质合成，改善机体创伤或感染应激时的免疫抑制状态，减轻氧化应激损害，调控细胞因子、炎性介质的产生和释放，从而改善患者的临床结局。添加 Gln 的肠内营养制剂已经被联合用于干细胞移植患者，并发现 Gln 具有缩短住院时间和减少肠外营养需要量的作用。

（3）精氨酸（Arg）。精氨酸是非必需氨基酸，在特殊生理、应激状况下可成为必需氨基酸，参与蛋白质、肌酐及多胺的合成，在氨的代谢、机体激素分泌、循环调节、免疫调控、胶原合成、肠黏膜屏障维护及肿瘤代谢方面均发挥重要作用。Arg 抑制肿瘤的主要机制包括：抑制肿瘤细胞的多胺合成、提高荷瘤宿主的免疫功能、通过抑制肿瘤生长。此外，Arg 通过刺激垂体释放生长激素、催乳素、胰岛素和生长抑素等，促进蛋白质和胶原合成，改善氮平衡，加速创面愈合。头颈肿瘤患者单独使用 Arg 进行较长期肠内营养补充表明，Arg 具有降低发病率和缩短住院时间的作用。但是在短期补充的患者中看不到明显效果。研究表明，Arg 联合其他免疫营养素可提高免疫指标，且降低感染的发生频率。在结肠癌患者中，手术前肠外营养中添加 Arg 可以明显改善患者的免疫反应。

（三）快速康复外科中的营养问题

快速康复外科是优化围手术期管理的综合方案，Kehlet 等于 1999 年首次详细描述了关于术后快速康复的方案。2001 年，在伦敦成立了快速康复外科学习小组，从而有了"加速康复外科"（enhanced recovery after surgery，ERAS）这一概念。它是指术前、术中、术后应用各种已证实有效的方法来减少手术应激反应和术后的分解代谢。其中有关营养管理的进展包括：术前不常规进行肠道准备；术前 2 小时可以自由饮水，术前 6 小时可以自由进食，以减少液体和营养素的丢失；口服糖类进行代谢准备可以减少术后高血糖的发生率，缓解胰岛素抵抗及高分解代谢；术后 4 小时，患者清醒以后就可以恢复口服清流质，而不需要等到排气或排便后才开始恢复口服饮食。

1. 禁食和糖类疗法

传统观点认为"从半夜开始不得进食"，可降低麻醉诱导造成的反吸风险。然而，此说法并无科学依据，只因为在一本麻醉学教科书中出现过，从而成为广为流传的准则。2003 年的一篇 Cochrane 综述指出禁食 6 小时（固体食物）和 2 小时（清流质）足以降低上述风险。如今，有充足的科学依据证实，术前 2 小时以上食用清流质是绝对安全的，而且有相关指南在 20 世纪 90 年代中期已经阐明了这个观点。长时间的禁食会加快分解代谢和延长康复时间，让人体处于较强的代谢应激状态，而且降低了自身对抗并发症的能力。术前长时间禁食会耗尽人体所储存的糖原，导致患者消耗体重来满足手术期间的能量需求。为了减少骨骼肌的损耗，术前应给予糖类补充剂。多个随机对照试验证实术前糖类治疗可改善患者的术后代谢反应，包括降低胰岛素抵抗性、加强肌肉功能和保护免疫反应。已有研究数据指出，口服糖类同样可以促进胰岛素释放，目前推荐量均基于此评估结果。快速康复外科推荐麻醉前 2 小时服用 400 mL 含 12.5% 糖类的清流质饮料。欧洲临床营养和代谢学会指南已将含糖类饮料作为影响代谢的一种方法。

2. 刺激肠蠕动和嚼口香糖

术后早期进食与肠功能的恢复有关。然而，也有研究指出许多医生因担心安全性和并发症而不愿意尝试这个方法。此外，20% 以上的患者也不同意早期进食。鉴于这些因素，相关专家提出了假饲法来验证其是否有利于早期肠功能恢复并且减少对肠功能的伤害。嚼口香糖既可以模拟吃饭的过程又能避免腹部手术后食物的摄取，因此常作为一种假饲法应用于临床。它可以避免与早期进食相关并发症（如恶心、呕吐）的同时刺激胃肠功能。嚼口香糖已被证实可以在结直肠手术后有效地促进肠蠕动恢复。这一结论在一组随机对照试验和荟萃分析中得以证实。嚼口香糖是安全的且耐受性良好，对缩短胃肠胀气时间和尽快顺畅排便起到一些促进作用。伴有肠梗阻或术后恶心且不宜接受术后早期进食的患者更适合嚼口香糖。

3. 术后早期饮食与人工营养

术后早期经胃肠道进食是 ERAS 的重要特点，术后的营养目标是对伤口愈合提供充足的营养支持,以及避免过多的肌肉损耗。长期禁食会导致胃肠道屏障功能故障、内皮微绒毛萎缩及肠黏膜相关淋巴组织质量降低。80%~90%的患者可以接受结直肠切除术后24小时内进食。经验证,腹部手术如无腹腔感染,小肠在术后6小时即开始恢复蠕动。因此,多数患者术后即可饮水,24~48小时即可进食1/4~1/3的流质。还有研究表明,早期进食可以减少感染率和住院时间,并与吻合口裂开的风险增加无关。接受早期肠内营养的患者呕吐的风险显著增加,但呕吐风险的增加并不会带来术后肺炎风险显著性增加。如果中服预防恶心、呕吐的药物,可在很大程度上避免因早期进食造成的上述症状。对于不宜使用早期口服营养素的患者,或接受过头颈外科手术或胃肠癌手术,或手术时有明显营养不良,以及那些10天以上无法正常进食(低于60%)的患者,欧洲临床营养和代谢学会(European Society for Clinical Nutrition and Metabolism, ESPEN)指南推荐管饲法。若患者具有营养风险或通过肠道无法达到自身能量需求(不能达到热量需求的60%),则应结合肠外营养。美国肠内与肠外营养学会指南建议,对无法通过正常饮食满足自身营养需求的患者推荐使用营养支持治疗。当胃肠道功能紊乱或不能接受正常进食或肠内营养支持的患者,应使用肠外营养。

对于术后给予肠外营养,ESPEN指南建议进重症监护室48小时内就可以进行肠外营养,认为这样可以避免营养缺乏;而美国和加拿大的相关指南则建议除了已经具有营养不良的患者,其他患者7天内不必进行肠外营养。有研究表明,实施早期肠外营养无论当前还是从长远来看,对危重患者的预后都未带来明显的益处。依据试验结果,危重病患者术后超过7天再接受低热量摄入比较合理。ERAS已在许多外科疾病中成功应用,胃肠外科、骨科、泌尿外科及妇科等领域的均肯定了ERAS缩短住院时间、减少并发症和降低再住院率的效果。ERAS还增加了患者治疗的满意度,同时减少了治疗费用。需要强调的是,ERAS是为了促进患者康复,而不仅仅是为了早期出院,其意义是通过更好且更有效的医疗服务来提高外科手术的治疗效果。

第五章 胃癌卵巢转移

一、概述

胃癌卵巢转移，按胃癌和卵巢转移肿瘤出现的时间关系分为同时性卵巢转移和异时性卵巢转移。同时性卵巢转移是指胃癌确诊时发现，或胃癌原发灶根治性切除术后 6 个月内发生的卵巢转移；异时性卵巢转移指胃癌根治术 6 个月后发生的卵巢转移。另有学者认为，同时性卵巢转移为术前或术中发现的，或手术后 1 年内发现的肿瘤卵巢转移。也有学者认为同时性卵巢转移为术后 6 个月内出现的肿瘤卵巢转移，异时性卵巢转移为胃癌切除术后 2 年内发生的卵巢转移。

（一）胃的解剖学

胃是消化道中内腔最大的器官，上接食管，下连十二指肠，分为贲门部、胃底、胃体、胃窦部（幽门部）四部分。胃位于腹腔左上方，由贲门、幽门、胃小弯、胃大弯、前壁和后壁组成。食管与胃连接处为贲门，距门齿约 40 cm。贲门水平线以上的是胃底部，位于贲门左侧。胃小弯处距幽门 4~6 cm 处形成一切迹，称为角切迹，也称胃角，相当于贲门到幽门的胃小弯 2/3 处。胃角是胃体与胃窦部分界点，近端为胃体，远端为胃窦部。胃底腺存在于胃底和胃体部，幽门腺存在于幽门部。幽门部环状肌增厚，形成幽门括约肌，收缩时形成的管道为幽门管，浆膜面可见一纵形浅沟，幽门前静脉沿此沟的腹侧面下行，是术中区分胃幽门与十二指肠的解剖标志。另一种分类法是将胃小弯和胃大弯各做三等分，再连接各对应点可将胃分为 3 个区域，上 1/3 为贲门胃底部 [U（upper）区]；中 1/3 是胃体部 [M（middle）区]，下 1/3 即幽门部 [L（lower）区]。

（1）胃的韧带。胃与周围器官有韧带相连接，包括胃膈韧带、肝胃韧带、脾胃韧带、胃结肠韧带，胃凭借韧带固定于上腹部。胃胰韧带位于胃后方，自腹腔动脉起始处向上达到胃与贲门部，有胃左动脉走行，参与组成小网膜囊后壁。

（2）胃的淋巴。胃的淋巴引流十分丰富，毛细淋巴管起源于胃黏膜固有层，与黏膜下淋巴管网相连，穿过肌层至浆膜下，至局部淋巴结。胃各部的淋巴管走向和动脉方向基本一致，有 4 条途径：①淋巴结一组。沿胃左动脉排列，引流远侧食管、贲门、胃小弯上 2/3 和胃底的淋巴液。②淋巴结二组。向股左动脉排列，引流胃大弯上部淋巴液至动脉旁淋巴结。③淋巴结三组。沿胃右动脉排列，引流幽门、十二指肠上部的淋巴液。④淋巴结四组。沿胃右动脉排列，引流胃小弯右 1/2 部分淋巴液。以上 4 组淋巴结均至腹腔淋巴结。

临床上应用最广泛的是将胃淋巴结分为16组。在此基础上还可进一步细化为22组，其名称分别为No1.贲门右，No2.贲门左，No3.胃小弯，No4.胃大弯（左群为4s，右群为4d），No5.幽门上，No6.幽门下，No7.胃左动脉旁，No8.肝总动脉旁（前表示为No8a.），No9.腹腔动脉旁，No10.脾门，No11.脾动脉旁（脾动脉干近侧为No11p，脾动脉干远侧为No11d），No12.肝十二指肠韧带（沿肝动脉为No12a，沿门静脉为No12p，沿胆管为No12b），No13.胰头后，No14.肠系膜根部（肠系膜动脉旁为No14a，肠系膜静脉旁为No14b），No15.结肠中动脉旁，No16.腹主动脉旁，No17.胰头前，No18.胰下，No19.肠肌下，No20.食管裂孔部，No21.下段食管旁，No22.肠肌。

No16组（腹主动脉旁淋巴结）：淋巴结可进一步分组，以肠肌腹主动脉裂孔、腹腔动脉根部上缘、左肾静脉下缘、肠系膜下动脉根部上缘及腹主动脉分叉5处为界，将腹主动脉旁淋巴结进一步分为16a1、16a2、16b1、16b2四个区。根据前、后、左、右的关系，每个区又可分为腹主动脉外侧组、腹主动脉前组、腹主动脉后组、下腔静脉外侧组、下腔静脉前组、下腔静脉后组和腹主动脉下腔静脉间组，这样，16组淋巴结可进一步分为28组，临床上较重要的有16b1和16b2区的淋巴结。

肿瘤位置与淋巴结分组的关系：H—胃下部，M—胃中部，U—胃上部，D—十二指肠，E—食管，M—远处转移。肿瘤原发部位以及浸润部位一同描述，例如，LD表示肿瘤在胃下部浸润至十二指肠，LM表示肿瘤在胃下部浸润至胃中部。

（3）胃的血管。胃的动脉血供丰富，血流量在消化道中占首位，由腹腔动脉的3个分支供应。胃小弯由发自腹腔动脉干的胃左动脉和来自肝固有动脉的胃右动脉形成胃小弯动脉供血。胃大弯由来自胃十二指肠动脉的胃网膜右动脉和来自脾动脉的胃网膜左动脉构成胃大弯的动脉网。胃后动脉可以是一支或两支，起自脾动脉的中1/3段，于小网膜囊后壁的腹膜后面伴同名静脉上行，分布于胃体上部与胃底的后壁。胃有丰富的黏膜下血管丛，静脉回流汇集到门静脉系统。胃的静脉与同名动脉伴行，胃短静脉、胃网膜左静脉均回流入脾静脉。胃网膜右静脉则回流入肠系膜上静脉，胃左静脉的血液可直接注入门静脉或汇入脾静脉，胃右静脉直接注入门静脉。

（4）胃的神经支配。胃由交感神经与副交感神经支配。胃的交感神经是来自腹腔神经丛的节后纤维，其与动脉分支伴行进入胃，主要抑制胃的分泌和运动，并传出；胃的副交感神经来自迷走神经，主要促进胃的分泌和运动。交感神经与副交感神经纤维共同在肌层间和黏膜下层组成神经网，以协调胃的分泌和运动功能。左、右迷走神经沿食管下行，左迷走神经在贲门前面，分出肝胆支和胃前支；右迷走神经在贲门背侧，分出腹腔支和胃后支。迷走神经的胃前支、胃后支都沿胃小弯行走，发出的分支和胃动、静脉分支伴行，进入胃的前、后壁。最后的3～4终末支在距幽门5～7cm处进入胃室，形似"鸦爪"，管理幽门的排空功能，在行高选择性胃迷走神经切断术时作为保留分支的标志。

(二) 胃的组织学

胃壁由黏膜层、黏膜下层、肌层和浆膜层组成。黏膜层由黏膜上皮、固有膜和黏膜肌构成。黏膜层含大量胃腺，分布在胃底和胃体，约占全胃面积的 2/3。胃腺又称胃底腺或胃体腺，为酸腺。胃腺由主细胞、壁细胞、黏液细胞等组成，这些细胞功能不同，分泌胃酸、电解质、蛋白酶原和黏液等。其中，主细胞又称胃酶细胞，分泌胃蛋白酶原与凝乳酶原；壁细胞又称泌酸细胞，分泌盐酸和抗贫血因子；黏液细胞分泌碱性因子。贲门腺分布在贲门部，该部腺体与胃体部黏液细胞相似，主要分泌黏液。幽门腺分布在胃室和幽门区，腺体除含有主细胞和黏蛋白原分泌细胞外，还含有 G 细胞（分泌促胃液素）和 D 细胞（分泌生长抑素）。此外，还有嗜银细胞以及多种内分泌细胞分泌多肽类物质、组胺及五羟色胺等。黏膜下层为疏松结缔组织，有血管、淋巴管及神经。由于黏膜下层的存在，黏膜层与肌层之间有一定的活动度，因而在手术时黏膜层可以自肌层剥离开。胃壁肌层较厚，由多层纵肌和环肌构成，呈内斜、中环、外纵，有利于食物的机械消化，还有维持胃张力的作用。胃壁肌层由平滑肌构成，环行肌纤维在贲门和幽门处增厚形成贲门和幽门括约肌。浆膜层位于胃的最外层，表面光滑，可减少胃运动时产生的摩擦。

（三）胃的生理学

胃具有运动和分泌两大功能，通过其接纳、储藏食物，将食物与胃液研磨、搅拌、混匀，初步消化，形成食糜并逐步分次排入十二指肠，此为其主要的生理功能。此外，胃黏膜还具有吸收某些物质的功能。

1. **胃的运动**

食物在胃内的储藏、混合、搅拌以及有规律的被排空，主要由胃的肌肉运动参与完成。胃的蠕动波起自胃体通向幽门，胃窦部肌层较厚，增强了远端胃的收缩能力，幽门发挥括约肌作用，调控食糜进入十二指肠。胃的电起搏点位于胃底近大弯侧的肌层，有规律地发出频率约 3 次/分的脉冲信号（起搏电位），该信号沿胃的纵肌层传向幽门。并非每次脉冲都会引起胃收缩，但脉冲信号决定了胃收缩的最高频率。随起搏电位的到来，每次收缩都引起胃内层环状肌的去极化。食糜进入漏斗状的胃窦腔，胃窦的收缩较胃体更快而有力，每次蠕动后食糜进入十二指肠的量取决于胃动力的强度与幽门的开闭状况：幽门关闭，食物在胃内往返运动；幽门开放时，每次胃的运动波可将 5～15 mL 食糜送入十二指肠。空胃腔的容量仅为 50 mL，但在容受性舒张状况下，可以承受 1 000 mL 而无胃内压增高。容受性舒张是迷走神经感觉纤维介导的主动过程。食物对胃的扩张刺激引发胃动力，若干因素可影响胃蠕动的强度、频率以及胃排空的速度。胃的迷走反射加速胃动力；进食的量与质对于排空亦起调节作用，小颗粒食物因较少需要研磨而比大颗粒食物排空快；十二指肠壁的受体能够感受食糜的渗透浓度与化学成分，当渗透量（压）大于 200 mmol/L 时迷走肠胃反射被激活，胃排空延迟；不少胃肠道激素能够对胃的运动进行精细调节，如促胃液素能延迟胃的排空。

2. **胃的分泌**

胃的分泌功能是分泌胃液，正常成人每日分泌 1 500～2 500 mL，胃液的主要成分为胃酸、胃酶、电解质、黏液和水。壁细胞分泌盐酸；而非壁细胞的分泌成分类似细胞外液，略呈碱性，其中钠是主要阳离子。胃液的酸度取决于上述两种成分的配合出侧。

在胃相的胃酸分泌中，促胃液素介导的由食物成分刺激引起的胃酸分泌占主要部分。当胃窦部的 pH 小于 2.5 时，促胃液素释放受抑制；pH 降至 1.2 时，促胃液素分泌完全停止，对胃酸及促胃液素分泌起负反馈调节作用。胃突细胞分泌的生长抑素也抑制促胃液素的释放。如果手术使正常的壁细胞黏膜与胃窦黏膜的关系改变，酸性液不流经生成促胃液素的部位，血中促胃液素可升高很多，促使胃酸分泌，伴明显酸刺激。

3. 十二指肠的解剖和生理

有关胃的影像学检查和手术中淋巴清扫均涉及十二指肠，在此简介其解剖和生理功能。十二指肠是幽门与十二指肠悬韧带（Treitz 韧带）之间的小肠，长约 25 cm，呈"C"形，是小肠最粗和位置最固定的部分。十二指肠分为 4 个部分。

（1）十二指肠球部。十二指肠长 4～5 cm，属腹膜间位，活动度大，黏膜平整光滑，球部是十二指肠溃疡好发部位。胆总管、胃十二指肠动脉和门静脉在球部后方通过。

（2）十二指肠降部。与球部呈锐角下行，固定于后腹壁，腹膜外位，仅前外侧有腹膜覆盖，内侧与胰头紧密相连，胆总管和胰管开口于此部中下 1/3 交界处内侧壁的十二指肠乳头，距离幽门 8～10 cm。

（3）十二指肠水平部。十二指肠水平部自降部向左走行，长约 10 cm，完全固定于后壁，属腹膜外位，横部末端的前方有系膜上动、静脉穿越下行。

（4）十二指肠升部。先向上行，然后急转向下、向前，与空肠相接，形成十二指肠空肠曲，由十二指肠悬韧带固定于回肠后，此韧带是十二指肠空肠分界的解标志。整个十二指肠环抱在胰头周围，十二指肠的血供来自胰十二指肠上动脉和胰十二指肠下动脉，两者分别起源于十二指肠动脉与肠系膜上动脉。十二指肠上、下动脉的分支在胰腺前后吻合成动脉弓。十二指肠接受胃内食糜及胆汁、胰液。十二指肠黏膜内有布伦纳（Brunner）腺，其分泌的十二指肠液含有多种消化酶如蛋白酶、脂肪酶、醛糖醇、麦芽糖酶等。十二指肠黏膜内的内分泌细胞能分泌促胃液素、抑胃肽、胆囊收缩素、促胰液素等肠道激素。

二、胃癌卵巢转移的病理学特点和生物学基础

（一）胃癌卵巢转移的分型

胃癌按大体分为早期胃癌和进展期胃癌。

按组织学分型，分为乳头状癌、管状腺癌、低分化癌、黏液腺癌和印戒细胞癌。特殊类型包括腺鳞癌、类癌和未分化癌。按 Lauren 分型分肠型和弥漫型。

按胃黏液素免疫染色分型，分为胃表型、胃肠混合表型、肠表型和无表型。其中，胃表型易发生卵巢转移。

（二）胃癌卵巢转移的生物学基础

胃癌扩散到卵巢可通过血行转移、淋巴转移和种植转移。种植转移为胃癌卵巢转移的常见方式。淋巴转移的过程包括肿瘤细胞侵入淋巴管、肿瘤细胞在淋巴管内运行以及

在淋巴结内生长繁殖。除上述转移方式外，胃肿瘤细胞还可以在淋巴管中以其他形式转移，如逆行转移、跳跃转移和左锁骨上窝淋巴结［魏尔啸（Virchow）淋巴结］转移。病理发现，胃癌组织标本中，静脉侵犯与卵巢转移两者相关联。由于淋巴管和静脉相通，淋巴管堵塞后可出现淋巴液逆流，淋巴静脉交通支开放等也与卵巢转移密切相关。

胃癌的主要生物学特性是侵袭和转移。胃癌侵袭是指肿瘤细胞侵犯和破坏周围正常组织，进入循环系统的过程。胃癌转移是指肿瘤细胞迁移到特定组织器官并发展为继发性肿瘤的过程。类似其他恶性肿瘤，胃原发肿瘤新生血管的生成促进肿瘤细胞增殖，使肿瘤组织内部压力增高，便于向压力低的方向侵袭和转移。胃肿瘤细胞分离脱落后，穿透宿主肿瘤周围结缔组织进入血液循环或淋巴循环。肿瘤细胞和其他细胞或基质蛋白发生黏附作用，锚定于微血管基层。

三、胃癌卵巢转移的诊断

（一）检查方法

1. 胃镜、超声胃镜

胃镜是确诊胃癌的必要手段，可确定肿瘤位置，获得组织标本进行病理检查。超声胃镜有助于判定胃癌浸润深度、胃周淋巴结转移状况。胃癌术前分期诊断主要依靠超声胃镜和螺旋 CT。

2. 胃癌卵巢转移的相关标志物

（1）经典肿瘤标志物。

A. 癌胚抗原（CEA）。虽然 CEA 在大肠癌中具有较高的阳性率，但在胃癌诊断中同样被视为最有参考意义的肿瘤生物标志物。与大肠癌相比，CEA 在胃癌中具有较低的特异性和敏感性。

B. CA19-9。CA19-9 是胃肠道肿瘤常用的肿瘤标记物。CA19-9 和 CEA 检测联合应用可提高敏感性，有利于提升胃癌检测效果。

（2）新型胃癌标志物。

A. miRNA。miRNA 在胃癌组织中参与肿瘤的形成和发展，影响细胞周期、凋亡、侵袭和转移。其中 miR106b、miR20a 和 miR221 在胃癌组织中表达上调，miR129 对筛选胃癌可能有帮助。

B. DNA 甲基化。胃癌的表观遗传变化主要是由 DNA 甲基化所致，并被认为是胃癌发生的早期分子改变，SOX17 对早期胃癌诊断有潜在价值。

（3）胃癌预后相关标志物。

A. 微卫星不稳定性（MSI）。MSI 由 DNA 复制错误造成，属胃癌的遗传型特征。MSI 按突变频率可分为高频率、低频率或微卫星稳定。一般认为 MSI 与胃癌的预后有关。

B. 相关生长因子。胃癌细胞表达多种生长因子及其受体，包括表皮生长因子/受体（EGF/R）、TGF-β/R 和血管内皮细胞生长因子/受体（VEGF/R）、碱性成纤维细胞生长因子/受体（bFGF/R）、血小板衍生的内皮细胞生长因子/受体（PDECGF/R）等。这些因子分别参与肿瘤细胞的生长、血管生成、侵袭和增殖。EGFR 及同类物 c-erbB2（HER2）是膜受体。胃癌 EGFR 和 HER2 的高表达与胃癌患者预后不佳有关。有研究认为 c-Met 基因高表达与胃癌卵巢转移有关。研究发现，人胃癌伴 c-Met 基因高表达时提示预后不良。

C. 细胞因子。胃癌产生各种细胞因子，包括 IL-1、IL-6、IL-10、1L-11、TNF 等。其中，IL-6 通过激活细胞 Ras 同源基因家族成员 A（RhoA）来诱导胃癌细胞侵袭。RhoA 的表达被认为与胃癌预后有关。

肿瘤标记物对转移性卵巢肿瘤的诊断和鉴别诊断具有不可缺的作用，在观察疗效方面也有重要价值。瘤胚抗原（CEA）、甲胎蛋白（AFP）、CA19-9、CA125 和 CA724 的联合应用，有助于鉴别诊断胃癌卵巢转移和观察治疗后疗效。

3. CT、MRI 和 PET 的应用

（1）CT 为术前分期和发现卵巢转移的常规检查方法。首选增强 CT 扫描，对过敏体质等不适合增强 CT 检查或怀疑腹膜或卵巢有转移者，可考虑行 MRI 检查。CT 是诊断胃癌卵巢转移最常见的方法。由于转移性卵巢肿瘤的形态、大小和数目均可能有很大不同，因此常为多发性、散在性结节，有时可发生坏死，也可以出现囊变、出血和钙化。

（2）MRI 检查作为常规检查方法之一，因其无电离辐射和多参数任意层面成像的优势广泛应用于临床。胃癌时，TWI 为低信号。按血供丰富程度将其分为 3 类：血供丰富如肾癌和部分肠癌；血供中等如结肠癌；血供稀少如胃癌和胰腺癌。因此胃癌卵巢转移瘤的信号比周围卵巢实质要低。部分高血供的转移灶也可出现"亮灯"征。

（3）PET 作为当前唯一能够通过解剖形态方式反映功能代谢和受体现象的技术，可以全身成像，对全身各组织异常点追踪，目标以外脏器均能发现，对良、恶性病变鉴别率较高。对于胃肠道肿瘤治疗后 CEA 增高的患者，PET 检查更有意义。特别是腹腔较小淋巴结的转移，有时 CT 和 MRI 无法判断，而 PET 能很好地做出诊断。

（二）临床应用

超声胃镜对 TNM 分期诊断价值有限，主要对 T1—T3 和 N 期病例的敏感性和特异性较好，但对于 T4a 和 N2 期以上病例，螺旋 CT 优于超声内镜。对于已确诊的胃癌患者，除肿瘤标记物检测外，应常规使用超声和腹部增强 CT 检查，以了解卵巢有无肿瘤转移灶。对于胃癌原发灶切除后的患者，要进行常规的术后检查和随访。

肿瘤标记物（CEA、CA19-9 和 CA724）在监测异时性胃癌卵巢转移中起重要作用。术后通过胃镜观察胃癌有无复发，超声和腹部 CT 检查有无胃癌的复发与卵巢转移，盆腔 CT 观察有无卵巢外转移。

四、胃癌卵巢转移的治疗

胃癌卵巢转移确诊后应评估患者全身情况和心肺、卵巢、肾等重要脏器功能，判断能否耐受手术。根据相关检查结果评估胃原发病灶分期和卵巢转移灶大小、数目及分布情况，有无腹膜转移、远隔淋巴结及远处器官转移等。通过 Karnofsky 评分或 ECOG 评分，评估患者可否耐受化学治疗。然后，将胃癌卵巢转移分为可切除胃癌卵巢转移和不可切除胃癌卵巢转移。

在术前进行准确胃癌分期和了解卵巢转移程度的基础上，综合分析患者的全身状况，多学科协作，制订以手术切除原发癌和转移肿瘤为主的综合治疗方案，包括进行个体化化学治疗、靶向治疗、放射治疗等。有部分最初胃癌卵巢转移病灶无法切除的患者，经综合治疗后能够变为可切除，使患者获得进一步手术治疗的机会，延长生存期。胃癌易发生腹膜转移，然后才是卵巢转移，胃癌发生卵巢转移时多已伴有腹膜转移、淋巴结转移，乃至侵及比邻脏器。无论是同时或异时性卵巢转移癌，切除后的预后均较差。

（一）治疗方式

1. 手术治疗

手术完全切除卵巢转移灶仍是目前治疗胃癌卵巢转移的最佳方法。故符合条件的患者均应在适当时机接受手术治疗，部分卵巢转移灶无法切除的患者，经转化治疗后转为可切除病灶时应适时接受手术治疗。胃癌卵巢转移灶多伴有腹膜播散、淋巴结转移、远处器官转移，如果不予以相关治疗，患者生存率极低，中位生存时间约 5 个月。姑息切除原发肿瘤是当前手术的主要方式，中位生存时间约 7 个月。虽然结直肠癌卵巢转移病例经手术完整切除卵巢内转移灶后疗效较好，但此治疗策略在胃癌的治疗中其效果并不理想。胃癌卵巢转移切除率仅 10%～20%。

（1）适应证。胃癌卵巢转移手术的适应证主要从以下 3 个方面来判断：①原发灶具备 D2 胃癌切除可能性。②卵巢转移灶技术上可切除。③患者全身状况允许、无不可切除的卵巢外转移病变。

异时性卵巢转移的生存期往往比同时性卵巢转移要长。故对异时性卵巢转移应积极行卵巢转移灶切除。

（2）禁忌证。影响胃癌卵巢转移手术的因素包括以下 4 个方面：①原发病灶不能行切除和根治性切除手术。②多发性转移瘤超过允许切除的最大范围。③全身状况不能耐受手术。④肿瘤在腹腔内广泛种植者。

（3）手术方式。关于胃癌卵巢转移的治疗仍有争议。目前，主要的手术治疗方式如下：

A. 姑息切除原发肿瘤。其手术指征：①出现梗阻、穿孔、出血等急性症状，威胁生命，减小瘤体以提高辅助疗效。②减少瘤体负荷以减轻肿瘤消耗性损伤，降低进一步远处转移的可能性。③肿瘤可产生免疫抑制因子，减小瘤体负荷亦有免疫学益处。

B. 胃大部切除术。部分研究者认为，胃大部切除对于胃癌卵巢转移的生存期有明显改善，手术组患者的中位生存时间 8～16.3 个月，而非手术组为 2.3～6.8 个月。仅有卵巢转移时，术后改善较明显。若同时给予辅助化学治疗，则治疗效果更为明显。而对于胃癌卵巢转移的同时伴多处器官转移（如网膜播散、肺部转移、肝转移）的患者，姑息性胃切除无生存获益。随着化学治疗的进展，对进展期胃癌未合并急性并发症而发生卵巢转移者，新辅助化学治疗可明显提高手术治疗成功率。

C. 腹腔镜手术。腹腔镜手术在胃癌卵巢转移的治疗中有重要作用。经过多年发展，腹腔镜胃癌根治性切除被认为是安全和可行的。腹腔镜卵巢肿瘤切除也已在多家医院开展。在某些同时性胃癌卵巢转移病例，腹腔镜胃癌切除＋卵巢转移瘤切除可减轻手术创伤，利于患者康复，特别是对老年人和体质较差的患者。

2. 多学科治疗

多学科团队治疗肿瘤的模式同样适合胃癌卵巢转移患者。这一理念的出现是基于外科新技术大量涌现，化学治疗药物新方案的不断更新，生物治疗的兴起，以及基因生物学技术在肿瘤方面的应用，使得胃癌伴卵巢转移的部分患者能够得到有效治疗，甚至有些患者可由姑息性治疗转向治愈性治疗。

3. 支持疗法

全身支持疗法对胃癌卵巢转移患者的治疗至关重要。在选择治疗方案和判断疗效时，统筹考虑支持治疗，包括纠正贫血、改善营养状况和食欲、缓解梗阻、镇痛、心理治疗等。同时要密切监测与疾病进展或治疗相关的不良反应、评估营养状态等。

（二）定期随访

治疗后随访，一般认为随访频率为治疗后 3 年内每 3～6 个月 1 次，3～5 年内每 6 个月 1 次，5 年后每年 1 次。随访内容应包括血清学、影像学、内镜等检查，内镜检查每年 1 次。对全胃切除后发生巨幼红细胞性贫血者，应补充维生素 B 和叶酸。

（三）其他治疗相关问题

1. 关于手术切除的先后次序

（1）同时性胃癌卵巢转移的手术时机。一般认为将卵巢转移癌与原发癌一起切除是合理的。

（2）异时性胃癌卵巢转移的手术时机。一般认为异时性卵巢转移预后可能好于同时性卵巢转移，故应采取积极的手术方案。

（3）胃癌卵巢外转移伴腹膜转移的情况。腹膜转移不是卵巢转移癌切除的绝对禁忌证，特别是在可以将腹膜转移和淋巴结转移一并切除时。例如，对单个肺转移病灶伴卵巢转移的患者，有可能在微创切除肺肿瘤的同时开腹切除卵巢转移病灶，特别是对异时性胃癌卵巢转移并能够耐受手术的患者。

2. 胃癌卵巢转移复发的再次手术

对胃癌卵巢转移手术后再次发生卵巢转移的患者，一般认为可以再次切除卵巢转移病灶。

3. 胃癌卵巢转移术后化学治疗问题

对可切除的胃癌卵巢转移患者需常规进行术后辅助治疗，包括全身化学治疗和介入化学治疗。对于没有进行过术前化学治疗及其他辅助治疗的患者，可考虑同时联合分子靶向药物治疗。已完成术前化学治疗患者，术后的辅助化学治疗时间可适当缩短。但胃癌卵巢转移术后辅助治疗尚无样本的临床研究。化学治疗在术后 3～4 周开始，联合化学治疗在 6 个月内完成，单药化学治疗的应用不宜超过 1 年。对于肿瘤处于早期、身体状况差、高龄、不能耐受两药联合方案者，考虑采用口服氟尿嘧啶类药物的单药化学治疗。

4. 胃癌卵巢转移姑息化学治疗和放射治疗问题

姑息化学治疗和放射治疗的目的是缓解症状、改善患者生活质量及延长生存期，适用于全身状况良好，但肿瘤无法切除、转移复发或姑息性切除术后者。应视病情和患者体能状态选择两药或三药化学治疗方案，对 HER-2 阳性者，可联合分子靶向治疗。

辅助放射治疗主要适用于以下情况：

（1）对 T3、T4 期或淋巴结阳性者，如未行标准 D2 手术，且术前未行放射和化学治疗，建议行术后同步放射治疗联合化学治疗或单纯放射治疗。

（2）对局部晚期不可手术切除的胃癌，可考虑行术前同步放化疗，治疗后重新评估，争取行根治性手术。

（3）对于胃癌非根治性切除（R1 切除或 R2 切除）患者，建议行术后同步放化疗。

第六章　结直肠癌卵巢转移

结直肠癌卵巢转移发生率的报道结果差异较大,近年来,统计其发生率在1.6%~7.2%,且预后不佳。国际通用分类方法是将结直肠癌卵巢转移分为同时性卵巢转移和异时性卵巢转移。同时性卵巢转移是指结直肠癌确诊时发现的或结直肠癌原发灶根治性切除术后6个月以内发生的卵巢转移;异时性卵巢转移是指结直肠癌根治术6个月以后发生的卵巢转移。结直肠癌同时性卵巢转移的概率要高于异时性卵巢转移,综合治疗后的患者中位生存期仅6~18个月。

一、概述

(一) 大肠解剖学

结直肠统称为大肠,位于消化道的下段,起自回肠末端,从右髂窝起,全长约1.5 m,全程类似方框,围绕在小肠的周围,可分为盲肠、结肠和直肠三部分。

1. 大肠的形态和组成

大肠的形态有三个特征性结构,即结肠带、结肠袋和肠脂垂。这三点是区别大肠与小肠的标志,但直肠外观没有这些特点。

(1) 盲肠。盲肠位于右髂窝内,既是大肠的起始部又是大肠最短的一段,全长6~8 cm,盲肠的管径最宽,约7.5 cm。大肠的平均管径约6.5 cm,管径由宽到窄,依次是盲肠、升结肠、降结肠。盲肠虽是管径最大者,但肠壁相对薄。左半结肠的恶性肿瘤较易引起梗阻。大肠梗阻造成的肠腔内部张力各段完全相同,但由于管径粗细不同,盲肠所承受的张力是最大的。根据拉普拉斯(Laplace)定律,撕裂有腔脏器所需要张力与脏器管径成反比,即管腔越大所需要的张力越小。这就是临床上经常遇到的乙状结肠处有肿块阻塞,却引起盲肠破裂的原因。因此,外科医生在检查急性肠梗阻病例时,若发现盲肠膨胀和紧张,梗阻位置必然在盲肠的远端;反之,若盲肠并无膨胀,则梗阻部位必然在小肠。

(2) 升结肠。升结肠起始于盲肠上端,长度15~20 cm,其向上移行处形成的弯曲叫结肠肝曲,由于它的肠腔直径比降结肠为宽,因此发生在升结肠的肿瘤不易引起梗阻。升结肠后面无腹膜,与右肾前筋膜及十二指肠降部相邻,因此对于右半结肠肿瘤者,手术分离时极易注意,以避免损伤十二指肠。

(3) 横结肠。横结肠起自结肠右曲,长约50 cm,其略向上、向下移行形成的弯曲叫结肠脾曲,而后续于降结肠。

(4) 降结肠。降结肠起自结肠脾曲,长20~25 cm,降至左髂处移行为乙状结肠。

它是腹膜间位器官，仅前面两侧有腹膜覆盖。

（5）乙状结肠。乙状结肠呈"乙"字形弯曲，长40～45 cm，乙状结肠长度、形态和位置个体之间差异很大，它的长度短至15 cm，长可达90 cm，而且中段移动性很大，有可能跨过中线至右侧，在右下腹手术时发现乙状结肠移行至此的情况并不少见。

（6）直肠。直肠和肛管位于盆腔内，是消化道最末端，这段肠管和乙状结肠以上的结肠不同，外观上不存在结肠带、肠脂垂和结肠袋，全长约15 cm。其主要功能是分泌黏液，以利粪便的排出。

（7）阑尾。阑尾是附属于盲肠的一段肠管，长度因人而异，一般为7～9 cm。阑尾腔内含有丰富的淋巴细胞，与产生抗体相关。阑尾常易发类癌，也易转移至卵巢，临床上要特别注意。

2. 大肠的淋巴、血管和神经

（1）大肠淋巴结。

大肠淋巴结在系膜内分布，分为4组。

A. 主结肠淋巴结：排列于各组结肠动脉的根部。

B. 中间结肠淋巴结：沿各结肠的分支排列。

C. 结肠旁淋巴结：沿升结肠和降结肠的内侧缘及横结肠、乙状结肠的系膜缘分布。

D. 结肠上淋巴结：位于结肠壁的浆膜下，淋巴结体积相对较小。

（2）大肠血管。

A. 大肠的动脉。大肠动脉主要起源于肠系膜上、下动脉，回结肠动脉，右结肠动脉和中结肠动脉。由肠系膜上动脉发出，盲肠、阑尾、升结肠以及大部分横结肠分别接受这些动脉血供。左半结肠动脉、乙状结肠动脉和直肠上动脉由肠系膜下动脉发出，横结肠的末端、结肠脾曲、降结肠、乙状结肠和直肠的上部分别接受这些动脉的血供。直肠下及肛门部的动脉来自髂内动脉的直肠下动脉和阴部内动脉的肛门动脉。上述各动脉彼此吻合成动脉弓，再发出分支，穿脉入肠壁，分布于肠壁各层。

B. 大肠静脉。大肠静脉与动脉伴行，最后合成肠系膜上静脉和肠系膜下静脉，汇入门静脉。直肠静脉则在直肠周围形成丰富的静脉丛，多位于直肠后方及两侧，可分为直肠内静脉丛与直肠外静脉丛。内丛位于齿状线以上直肠的黏膜下层内，外丛是由肛管的皮下静脉及肌层外面的静脉丛构成，内外两丛互相吻合。内丛合成直肠上静脉入肠系膜下静脉，再汇入门静脉。外丛经肛门静脉和直肠下静脉，分别入阴部静脉和髂内静脉。直肠上静脉、肠系膜下静脉属门静脉系，而阴部内静脉、髂内静脉属下腔静脉系。因而直肠静脉丛是门静脉和下腔静脉系相互交通的枢纽。

（3）大肠的神经支配。大肠的神经支配包含交感神经和副交感神经。来自腹腔丛和肠系膜上丛的交感神经纤维支配升结肠和横结肠。来自肠系膜下丛的交感神经纤维支配降结肠和乙状结肠。来自迷走神经的副交感神经纤维分布于右半结肠至横结肠接近横结肠靠近结肠脾曲处。自第2、3、4脊髓节发出的副交感神经盆神经，经盆丛和上腹下丛分布至左半结肠，至肠管的副交感神经的节前纤维加入肠肌丛和黏膜丛，并在该丛内的神经细胞换元，换元后通过其节后纤维分布于该脏器。齿状线以上的直肠神经丛来自直肠上丛及直肠下丛。直肠齿状线以下及肛门周围的神经末梢来自脊神经的第3、4神经节发出的肛门神经。

（二）大肠的组织学

盲肠、结肠与直肠肠壁结构基本相同，具体如下。

1. 黏膜

黏膜表面光滑，无肠绒毛，上皮是单层柱状上皮，杯状细胞较多，分泌黏液，起润滑黏膜作用，直肠下段上皮变为复层扁平上皮。固有层中含有大管状肠腺，肠上皮除吸收细胞和杯状细胞外，在腺体底部有少量未分化细胞及内分泌细胞，无潘氏细胞，固有层内尚有散在的孤立淋巴结。黏膜肌层与小肠肌层相似。

2. 黏膜下层

黏膜下层为疏松结缔组织，内有血管、淋巴管及较多的脂肪细胞。

3. 肌层

肌层由内环行和外环行平滑肌构成。外纵肌顺大肠长轴集中行成3条厚的平滑肌束，称为结肠带，带间的纵行肌较薄。

4. 外膜

外膜大部分是浆膜，常含有大量脂肪组织，形成肠脂垂。

（三）大肠的生理学

人类大肠的主要功能是吸收水和电解质，参与机体对水、电解质平衡的调节，吸收结肠内的微生物合成维生素B和维生素K，而维生素K参与凝血功能，因此在大肠癌手术肠道准备时要适量给予维生素K。另外，大肠可将食物残渣形成粪便并贮存，因此对于全结肠切除的患者，体内环境也不会发生重大改变。

1. 大肠液的分泌

大肠黏膜表面的杯状细胞和柱状上皮细胞分泌大肠液。大肠液呈碱性，其pH为8.3~8.4。大肠液主要作用取决于其中的黏液蛋白，它能保护肠黏膜和润滑粪便。大肠运动可吸收钠，通过钠泵逆浓度吸收钠，在吸收钠的同时排出钾和碳酸氢根。除此以外，胆汁酸、钙、氯、镁等也可在大肠内吸收。

2. 大肠的运动和排便

大肠受自主神经的支配，其运动形式呈原位环状收缩和推进性的结肠蠕动，运动少而慢，对刺激的反应也较迟缓，蠕动的频率比小肠慢得多。但大肠有一种行动很快和前进很远的蠕动，称为集团运动。在进食三餐之后，回肠和结肠出现将内容物加速推进的运动，其兴奋点最初在右侧结肠内形成，但是明显的阵发性加剧收缩却在横结肠的终点，可能是胃内食物进入十二指肠，由十二指肠-结肠反射所引起。食物残渣在结肠内一般停留10多个小时，这期间部分水被大肠黏膜吸收，其余经细菌腐败后形成粪便而排出。排便受大脑皮层的影响，意念可加强和控制排便。如果总是抑制，则失去对粪便刺激的正常敏感性，粪便在大肠内停滞时间过长，水分被吸收，引起便秘。另外，大肠内酸碱度和温度对一般细菌生长相对适宜，细菌大量繁殖，分解食物腐败、发酵，产生氨、组胺等，这些成分有的需要经肠壁吸收后到肝脏解毒。因此，良好的排便习惯对人体是非常有益的，它可以解毒，减少毒素的吸收。若排便习惯改变，请注意检查肠道。

二、结直肠癌卵巢转移的病理学特点

（一）转移途径

1. 血行转移

绝经前期的女性结直肠癌患者卵巢转移的发生率远高于绝经后期，可能由于绝经前期的卵巢血运较为丰富，功能旺盛，肿瘤细胞容易血行转移至卵巢。结直肠癌卵巢转移灶多发生于卵巢深部，与血行转移的观点相符。

2. 种植转移

结直肠癌肿瘤细胞穿透肠壁后，借助重力和肠蠕动的作用播散至卵巢，卵巢表面无腹膜，而绝经前期的卵巢因排卵导致滤泡裂开，给肿瘤细胞的侵入打开了通道，有利于肿瘤细胞种植转移。此外，附件炎是妇科常见病，反复的炎症刺激和修复使卵巢成为适宜肿瘤种植转移的"土壤"。仅浸润至黏膜层或肌层的结直肠癌也会出现卵巢转移，提示可能存在其他转移方式。

3. 淋巴转移

卵巢富有淋巴管，双侧卵巢以及卵巢和结直肠之间存在淋巴管连接，伴有肿瘤卵巢转移的患者常发生淋巴管受侵。有研究提示，肿瘤细胞可以经过腰淋巴结逆流转移至卵巢，这与卵巢的淋巴管可注入腰淋巴结，而肿瘤细胞也可经腹膜后淋巴结侵入到腰淋巴结有关。此外，中下段直肠、乙状结肠、盲肠与卵巢之间存在淋巴管相互连接，也支持淋巴转移的观点。

4. 直接浸润

结直肠癌卵巢转移多见于乙状结肠癌、升结肠癌、直肠癌腹膜返折以上部分，可能是由于乙状结肠、腹膜返折线上的直肠、盲肠在解剖学位置上更接近于卵巢，肿瘤细胞容易直接浸润至卵巢。Yamanishi等研究表明，与来源于远处器官原发肿瘤的肿瘤细胞相比，来源于卵巢周围的肿瘤细胞更易直接侵犯卵巢。

（二）临床病理特征

结直肠癌卵巢转移灶表面光滑，一般有完整的包膜，很少与周围组织粘连，肿瘤边界较为清晰。转移灶的肿瘤组织病理与原发灶组织形态相似，可表现为腺癌、黏液腺癌和印戒细胞癌等。结直肠癌卵巢转移以腺癌多见，转移灶表现为囊性或以囊性为主的囊实性。其中黏液腺癌因分泌黏液较多，转移灶体积较大，表现为伴不同大小实性成分的囊性肿瘤，与卵巢原发性黏液性癌相似。结直肠癌卵巢转移较多见于单侧，其免疫组化以CK7（-）/CK20（+）常见。

三、结直肠癌卵巢转移的分子机制和相关基因

(一) 结直肠癌卵巢转移的分子机制

结直肠癌的远处扩散主要通过血行转移在卵巢中寄生并生长,而肿瘤的转移除对各类脏器有亲和力以外,还是一个多因素、多步骤的网络工程。肿瘤的浸润和转移之间密切关联,虽然每一步的病理特点不同,但浸润一定是前提,有浸润未必会发生转移,而有转移必定会发生浸润。

1. 结直肠癌肿瘤细胞的脱离

结直肠癌肿瘤细胞增殖的早期不具有侵袭性和转移性,随着时间的推移,细胞不断地分裂、增殖,机体内基因调控发生改变,使肿瘤细胞出现了一些具有侵袭能力和转移能力的生物学行为,肿瘤细胞聚积,且占据主要地位,表现出明显的侵袭性和转移性。转移性肿瘤细胞可以是单个细胞,也可以是细胞团,可分泌用于降解周围基质、淋巴管、血管结构的酶类,增加肿瘤细胞的运动能力,使其从原发肿瘤病灶上脱落形成游离的肿瘤细胞。

2. 脱离后特征

当游离的肿瘤细胞侵犯血管,即可脱落进入血流。动物实验表明,肿瘤细胞转移会出现特征性上皮-间质细胞转化(EMT)。正常情况下,细胞与细胞、细胞与间质在钙黏蛋白和整合素的作用下被黏附而不能移动,肌动蛋白和细胞角蛋白丝构成骨架,形成一个结构紧密完整的上皮形态。间质细胞则不然,结构较松散,有移动的趋势。转移性肿瘤细胞的间质细胞标志物弹性蛋白增加,而上皮细胞标志物细胞角蛋白减少。

研究提示 EMT 是由转录因子 *Twist* 调控的,发生 EMT 转化后的肿瘤细胞不仅可以移动,而且在远处形成新的转移灶。当肿瘤细胞到达远处转移器官后,它们将再次发生间质-上皮细胞的转化,使得肿瘤细胞在转移部位生根。

3. 肿瘤新生血管加速肿瘤细胞转运

早在 1971 年,Folkman 就提出肿瘤的生长有赖于肿瘤血管的生成。氧气和营养物质是肿瘤细胞生存不可缺少的要素,氧气和营养物质通过物理渗透向周围组织弥散。当肿瘤直径在 0.1～0.2 mm 时,尚没有新生血管生成。但原发肿瘤直径 >0.5 mm 时,微环境渗透提供的氧气和营养物质已不能满足肿瘤细胞的生长需要,宿主向肿瘤提供的养料是靠新生血管形成来完成的,否则,由于血流供应有限或受免疫监控,肿瘤细胞处于休眠状态。而肿瘤细胞休眠是真正意义上的休眠状态,非常适宜过继免疫治疗。肿瘤血管与正常血管有明显差异。肿瘤血管通常不规则、无序、扭曲、粗细不等、易漏、分支过多、管壁也较薄、血管缺少足够的周边细胞覆盖,易导致血流的紊乱、缺氧及酸性物质堆积区形成。肿瘤的新生血管缺乏神经支配和血管活性物质的基础,无相应的动静脉,无血管平滑肌。正是由于这种差异性,可以把肿瘤血管作为抑制肿瘤生长的首要靶点,可选择性破坏肿瘤血管而不明显影响正常血管的功能,达到抗复发和抗转移的目的。

血管生成拟态(VM)是由肿瘤细胞聚集形成的管道样结构,因其无内皮细胞结构,故不同于经典的肿瘤新生血管,但是却能够为肿瘤供血,促进肿瘤生长与转移。研究发

现VM在结直肠癌灶中存在,且VM的出现提示结直肠癌患者的预后不良。VM与结直肠肿瘤的进展(包括肿瘤分化、TNM分期、远处转移)关系密切,并与不良预后有关。

4. 肿瘤细胞的异质性

肿瘤细胞大多数都是单细胞起源的,但是随着时间的推移,肿瘤细胞进化,即使同一种肿瘤细胞也可在生长能力、转移潜能、肿瘤表面抗原、细胞核内成分、核型、抗药性等方面表现出明显差异。从表面上看,肿瘤休眠细胞都具有增殖的能力,但静止状态的形成机制以及肿瘤演进过程不同恶性表型不断出现是细胞亚群产生的结果,称为肿瘤细胞的异质性。休眠细胞也是一群异质细胞,因此可以说肿瘤细胞的表型和生物学性状都是异质性。肿瘤的转移往往受到基因的调控,转移能力强的细胞较转移能力弱的细胞可能需要更多的基因参与。但是至今尚未明确哪些基因可以使细胞获得侵袭和转移能力。

5. 机体的免疫

疾病发生后,机体可通过细胞免疫和体液免疫两方面共同阻止肿瘤生长。即使血液循环中出现肿瘤细胞只能表示转移的可能性增加,因为正常人体内也有肿瘤细胞,但它们在免疫监视下并不发病,所以,在远隔部位出现的一些肿瘤细胞并不意味着转移灶形成。在临床上经常见到,特异性标志物增加被误认为原发和转移灶形成的情况,单纯以标记物判断是不对的。其实,在肿瘤细胞还没有入侵血管和淋巴管之前,肿瘤细胞所产生的标志物照样可以进入血液循环。至今还不能依靠一种特异性标志物把真正转移到循环中有转移潜能的肿瘤细胞和同源性肿瘤细胞区分开来。也就是说,血液循环中的肿瘤细胞不一定含有转移灶产生的细胞。因此,区别血液循环中的肿瘤细胞哪些是原发灶、确定哪些会出现转移,还有相当长的一段路要走。

(二) 结直肠癌卵巢转移的相关基因

结直肠癌卵巢转移是肿瘤细胞脱落、转运、继发生长等多因素的结果。肿瘤细胞生长和表型与特定基因改变有关,这些基因群发生结构异常必然导致其表达和调控发生异常。对某些组织细胞的基因群来说,可以分为两类:一类是对细胞增殖起正调控的癌基因,另一类是对细胞增殖起负调控的抑癌基因。癌基因无规律的激活和抑癌基因失活均导致正常细胞有丝分裂增殖和分化受阻,最后产生结直肠癌卵巢转移。

1. *c-myc*

*c-myc*家族包括*myc*、*mht-myc*和*N-myc*。它们有同源性很高的核苷酸序列,但蛋白质编码都不同。在转录、细胞分化、周期性调节、程序化死亡以及细胞恶性转化事件中都是重要一环。属于G期细胞时,基本测不到*c-myc*基因的表达,但进入有丝分裂G期时,*c-myc*-m RNA和*c-myc*蛋白表达迅速剧增,*c-myc*基因的表达不但可以刺激增生,还可以使肿瘤细胞凋亡。研究发现,大约70%的结直肠癌*c-myc*基因高表达;国内研究表明,有淋巴转移的结直肠癌患者比无淋巴转移的癌组织中*c-myc*基因表达更多。推测*c-myc*基因与结直肠癌卵巢转移有相关性。

2. *Ras*

*Ras*基因家族包括*H-ras*、*KRAS*和*N-ras*,它们核苷酸序列相差较大,但所有蛋白质

都是 p21 蛋白。氨基酸序列同源达 85%，而 p21 蛋白在结直肠癌中可早期启动、突变。通过 Ras 的信号转导，传递激活下游信号分子，无节制刺激细胞生长、发育、增生，导致细胞恶变。有文献报道，西方人中，30%～60% 结直肠癌患者有 *KRAS* 基因突变。研究发现，结直肠癌淋巴和卵巢转移的肿瘤组织，卵巢活检组织、淋巴结分离的肿瘤细胞 *KRAS* 基因突变比无转移的要高。结直肠癌转移灶与原发灶 *KRAS* 基因突变率相近，且 12 密码子的点突变可能是肿瘤细胞，有较强的侵袭和转移能力，参与结直肠癌的转移过程。*KRAS* 基因状况还可以预测西妥昔单抗靶向治疗的敏感性，使得 *KRAS* 基因再次成为研究的热点。

3. Her-2

Her-2 促进新生血管形成，从而促进肿瘤细胞的侵袭能力。有研究表明，Ⅲ～Ⅳ期的结直肠癌有复发和卵巢转移时，*Her-2* 表达明显增高。*Her-2* 表达产物类似于表皮生长因子受体。研究表明，*Her-2* 基因过度表达和 TNM 分期、复发时间及 5 年生存率无明显相关。

4. p53

p53 是基础研究最多的一类基因，分为野生型和突变型两种。突变型 *p53* 基因是促癌基因，它可以阻滞野生型 *p53* 基因发挥抑制肿瘤形成的功能，继而发生细胞变异、癌变。因此野生型 *p53* 基因的突变和缺失是机体多种肿瘤发生的原因之一。研究证实，结直肠癌原发病灶中突变型 *p53* 有过度表达，这种过度表达与进步分化转移有关联。

5. nm23 转移基因

其中，*nm23* 是一种多功能的基因，对细胞生长、分裂、转移、调控，以及肿瘤的发生、发展、转移有关；*nm23* 基因等位丢失可发生乳腺癌、肾癌、肺癌和结直肠癌等。研究表明，结直肠癌卵巢转移患者的 *nm23* 的表达比无卵巢转移的患者低。因此认为 *nm23* 基因表达下调与结直肠癌转移潜能有关，主要在卵巢转移中发挥负性调控作用。

6. 结直肠癌缺失基因（*DXCC* 基因）

该基因定位于染色体 18g21－18q－ter，其产物位于细胞表面，与神经细胞黏附分子同源。结直肠癌存在着点突变。这种基因的缺失与预后不良有密切关系。

7. 人第 10 号染色体缺失的磷酸酶和张力蛋白同源基因（*PTEN*）

该基因分别由 3 个研究小组获得，分得称为 *PTEN*、*MMAC* 和 *TEP-1*，人们习惯用 *PTEN* 来表示。它参与细胞周期静止和凋亡的调控，还对细胞黏附、迁移和分化程序产生作用。国内研究发现，高分化腺癌中 PTEN 蛋白表达水平比在低分化腺癌中的表达要高。临床上肿瘤分期越晚，与脏器和淋巴转移的相关性越明显，因此 PTEN 蛋白的表达降低与结直肠癌侵袭和转移相关。

8. 染色体异常

国外报道了 24 对成对原发肿瘤和卵巢转移肿瘤的样本，分析了 47 个染色体区域，结果显示，转移灶中异常染色体数目更多，这种复杂的核型改变和转移灶、原发灶中染色体异常的不同表现，可作为结直肠癌卵巢转移临床诊断的预测途径。

9. 黏附分子 CD44 家族

黏附分子 CD44 家族是多功能性跨膜透明质酸受体。现已发现至少 9 种 CD44 变异分子，CD44 在淋巴成熟和归巢过程中起重要作用。研究表明，结直肠癌原发灶中 CD44

的表达水平明显高于转移灶,而转移灶中 CD44 表达水平随着肿瘤侵袭程度加深而增加。国内研究也提示淋巴转移、病理分级及 Dukes 分期与 CD44 表达有关,从而证实 CD44 与结直肠癌浸润、转移有密切关系。

10. 基质金属蛋白酶(MMP)

发现的 MMP 已经超过 25 种,研究结果表明,结直肠癌组织中 MMP-1、MMP-3、MMP-7、MMP-9、MMP-10、MMP-11、MMP-14 表达水平显著增高。具有转移倾向的肿瘤 MMP 的表达序列是清楚的。当前研究的热点是 MMP-9,它的表达与肿瘤侵袭程度、Dukes 分期都有相关性。

11. 黏蛋白(MUC)

MUC 是由人体上皮细胞分泌的糖蛋白。现已发现多种(MUC1-4、MUC5AC、MUCSB、MUC6-21),对正常人体上皮起保护作用,同时也对肿瘤细胞生长、增生起调节作用。MUC2 和肿瘤大小、肿瘤细胞侵袭度、患者生存率有关。MUC1 阳性表达和直肠癌淋巴转移有相关性。

此外,*OPN* 基因、*Maspin* 基因、*ST14* 基因、蛋白水解酶、尿激酶型纤溶酶原激活剂受体、整合素等也与结直肠癌卵巢转移有相关性。总之,卵巢转移是结直肠癌进展中恶性事件,它的发展是一个多环节、多因素参与的复杂过程,重点研究这些关键内容,有助于预防和诊断结直肠癌卵巢转移。

四、结直肠癌卵巢转移的诊断和鉴别诊断

结直肠癌卵巢转移因首发症状不典型,部分病例常作为原发癌诊治,因此术前诊断率一般不高,误诊率也居高不下。近年来,免疫组化常作为鉴别结直肠癌卵巢转移和原发性卵巢癌的有效手段之一,结直肠癌卵巢转移的免疫组化结果常表现为 CK7(-)/CK20(+),原发性卵巢癌的免疫组化结果则以 CK7(+)/CK20(-)多见。此外,肿瘤标志物 CEA、CA125 的检测对结直肠癌卵巢转移的诊断及鉴别诊断也具有一定的意义,结直肠癌卵巢转移中,CEA 可能升高,CA125 可能正常,而原发性卵巢癌 CA125 可能升高。目前为止,免疫组化、肿瘤标志物的检测尚不能完全对卵巢转移癌进行鉴别,因此,对于女性结直肠癌患者,术中应认真探查卵巢,术前及术后应进行妇科盆腔 CT、MRI 等影像学检查。通过手术、组织穿刺活检等方式取得病理诊断是诊断结直肠癌卵巢转移的"金标准"。

五、结直肠癌卵巢转移的治疗

国内外对结直肠癌卵巢转移方面的治疗策略尚无明确阐述,但对于现有的结直肠癌卵巢转移患者,多采取以手术为主的综合治疗措施,配合术中、术后放化疗。目前也可采用免疫治疗、中药治疗、靶向治疗及支持对症治疗等措施,以期改善患者的预后。

（一）手术治疗

1. 治疗性卵巢切除

对于明确结直肠癌卵巢转移的患者，不论患者是否绝经，卵巢转移是单侧还是双侧，均应在根治性切除病灶的同时一并切除子宫及双侧附件。有研究指出，48例经过手术治疗的患者生存超过3年以上的有6例，28例未经手术治疗的患者生存超过3年的仅1例，两组患者的3年生存率差异有统计学意义；结果表明治疗性卵巢切除具备良好的疗效，能够延长结直肠癌卵巢转移患者的生存时间。因此，对于结直肠癌卵巢转移的患者，首选治疗性卵巢切除手术。

2. 预防性卵巢切除

对于结直肠癌未发生卵巢转移的患者，是否预防性卵巢切除，目前存在较大的争议。

（1）支持者观点：①结直肠癌患者一旦发生卵巢转移则提示预后差。②早期卵巢转移灶肉眼难以分辨，病理检查也容易漏诊。③女性患者发生卵巢转移不少见，若术后再次出现卵巢转移，则需要再次手术，增加患者身体负担。

（2）反对者持观点：①预防卵巢切除至今未能证实是否能够延长患者的生存期。Cutait等随访结直肠癌患者共335例，其中预防性切除一侧或双侧卵巢共201例，未预防性切除卵巢共134例，研究表明两组的生存率和复发率差异无统计学意义。②卵巢转移性肿瘤常发生于绝经前期，绝经前预防性切除卵巢将迫使患者面临绝经综合征等不良反应以及较大的精神压力，也不排除患者将长期依赖外源性雌激素替代治疗。③发生卵巢转移时患者处于肿瘤晚期，常伴有其他远处器官的转移，切除卵巢并不能阻止发生其他部位转移。

综上所述，是否行预防性卵巢切除需结合患者意愿、年龄、肿瘤分期、肿瘤组织病理类型等方面综合考虑。对于围绝经期的患者可在术中预防性切除卵巢；对于风险较高且不接受预防性切除卵巢的患者，应加强妇科盆腔影像学的随访。

（二）放疗和化疗

结直肠癌卵巢转移患者的全身化疗效果不佳。Goéré等报道23例采用全身化疗的卵巢转移患者，结果提示仅有13%（3/23）疾病稳定（靶病灶最大径之和缩小未达部分缓解，或增大未达疾病进展），剩余87%（20/23）疾病进展（靶病灶最大径之和增长超过20%，或产生新的病灶）。有研究发现，利用肿瘤细胞减灭术联合腹腔热灌注化疗（CRS-HIPEC）的方法用于辅助治疗大肠癌、胃癌、卵巢癌等恶性肿瘤腹膜转移效果明显。Kuijpers等认为，可以将卵巢转移视作腹膜转移的一部分，治疗结直肠癌卵巢转移可以采用CRS-HIPEC方案，其疗效较全身化疗更为显著。Bakkers等研究也表明，接受CRS-HIPEC方案的结直肠癌卵巢转移的患者，其OS明显长于仅接受切除的患者（平均OS分别为34.1个月、17.5个月）。结直肠癌卵巢转移也可将放疗作为无手术指征的晚期患者的辅助治疗方式，以改善患者的临床症状。

（三）靶向治疗

人表皮生长因子受体2（HER-2）在结直肠癌患者卵巢转移灶中高表达，因而对于HER-2阳性的结直肠癌卵巢转移患者，可以尝试应用赫赛汀靶向治疗。表皮生长因子受体（EGFR）在卵巢转移灶的阳性表达为69.0%（20/29），抗EGFR的靶向治疗对于卵巢转移灶能否降期有待进一步观察和研究。

六、结直肠癌卵巢转移的高危因素

结直肠癌一旦发生卵巢转移，预后较差。掌握结直肠癌发生卵巢转移的高危因素，可以早期预判卵巢转移发生的风险，尽早发现卵巢转移，早期诊治以改善患者的预后，也可为临床选择手术治疗方案提供参考。国内学者研究发现，结直肠癌卵巢转移与患者的发病年龄、月经状态，以及肿瘤浸润深度、发生部位、分化水平病理分型、淋巴结转移、术前血清CEA值密切相关。

对于结直肠癌特别是高危卵巢转移风险的患者，术中应仔细探查卵巢，术前及术后应进行妇科盆腔CT、MRI等影像学检查，尽早发现卵巢转移以早期诊治。结直肠癌发生卵巢转移的途径并不明确，单一转移途径不能完全解释肿瘤转移，目前认为结直肠癌卵巢转移存在多个转移途径，其中血行转移的可能性较大，目前也有证据支持种植转移、淋巴转移以及直接浸润等方式。如果发生卵巢转移，建议患者采取以手术为主的综合治疗方案。而CRS-HIPEC是一种新的肿瘤治疗方法，近年来在晚期腹部肿瘤的治疗中被高度推荐，但用于结直肠癌卵巢转移方面的研究数据较少，疗效尚不明确，缺乏前瞻性的研究。预防性卵巢切除目前也争议较大，有待进一步的研究来探究其意义。

附录　典型病例

患者王某，女，32岁，因"直肠癌综合治疗后3月余"入院。患者3月余前因"大便性状及习惯改变1月余"就诊。入院后查肿瘤相关标志物，血癌胚抗原定量：23.950 ng/mL。胸腹盆CT示：①直肠、乙状结肠交界处肠壁局部环状增厚考虑肠癌；②病变肠旁及肠系膜下动脉旁可见多枚肿大淋巴结，考虑转移；③CT分期为T3N2M0，EMV（+）。进一步检查盆腔MRI示：①直肠、乙状结肠交界处肠壁局部环周增厚，考虑肠癌；②病变肠旁及肠系膜下动脉旁多枚肿大淋巴结，考虑转移；③MRI分期为T4aN2，EMVI（+）；④右侧附件明显增大并见囊实性包块，意义待定，不能排除肿瘤性病变。

排除禁忌证后，于2023年5月31日在全麻气管插管下行（手辅助）腹腔镜下直肠部分切除术＋肠周围淋巴结清扫术＋化疗药物灌注。手术过程见图6-1。术程顺利，术后病理回报：组织学类型为腺癌，组织学分级为2级，中分化。手术大体标本和镜下形态见图6-2。

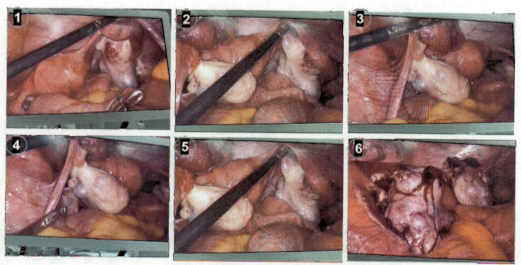

图6-1 直肠癌卵巢转手术操作过程

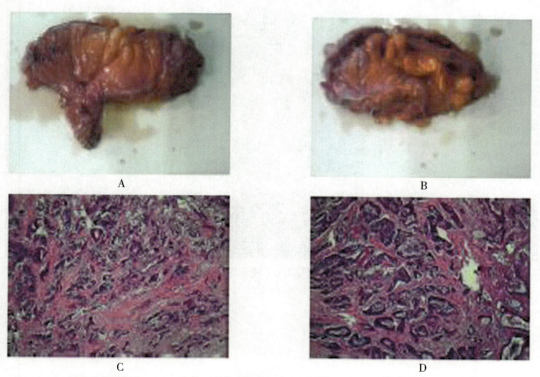

A、B均为大体标本，C、D为镜下形态。其中C为×100倍镜下形态，D为×200倍镜下形态。

图6-2 直肠癌手术切除标本后病理

患者于2023年9月3日再次入院，行PET/CT检查提示：直肠癌综合治疗后，吻合口未见明确肿瘤复发征象。右侧附件囊实性灶，代谢异常活跃，考虑转移可能（图6-3）；左侧附件饱满，部分代谢较活跃，不除外转移（图6-4）。

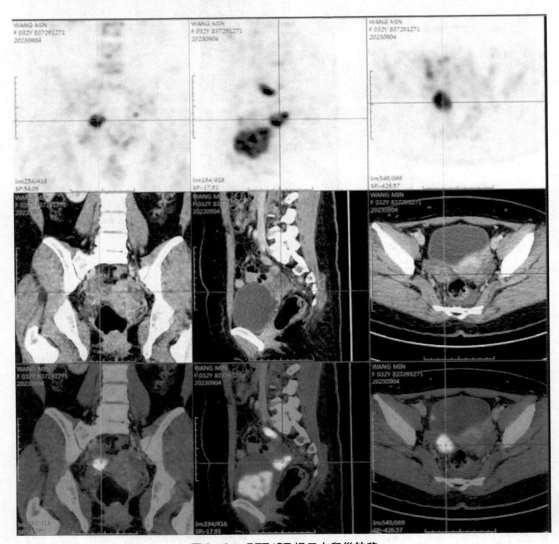

图6-3　PET/CT提示右卵巢转移

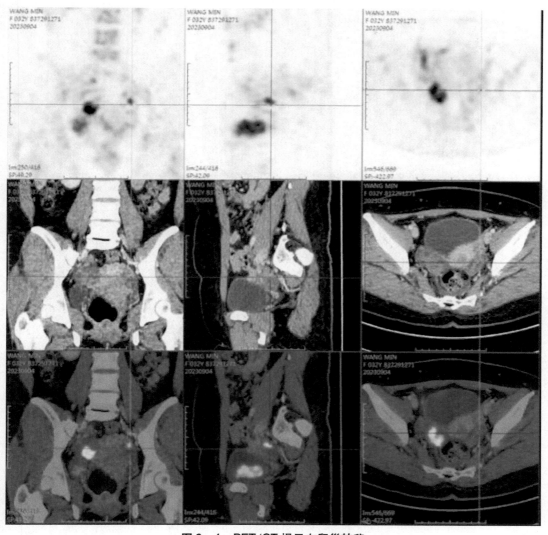

图 6-4 PET/CT 提示左卵巢转移

患者行手术治疗,术后病理结果:①(左侧附件)输卵管及卵巢组织,未见癌。②(右侧附件)卵巢组织中见腺癌浸润,结合病史及免疫组化结果,符合直肠癌卵巢转移(图 6-5)。

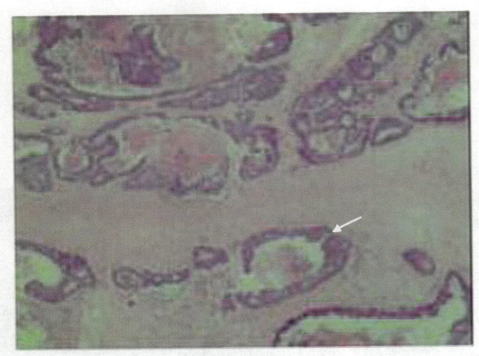

箭头处为腺癌浸润。
图6-5　直肠癌卵巢转移

第七章　小肠肿瘤卵巢转移

一、概述

小肠上起自幽门，与胃的幽门部相接，下与大肠盲肠相连接，成人小肠全长5～7 m，其中包括十二指肠（20～25 cm）、空肠（约2.5 m）、回肠（约3.5 m）三部分。小肠是人体吸收营养物质的重要场所。胃运送食物到第一段小肠即十二指肠，十二指肠最开始的10 cm左右表面光滑，其余部分都有皱褶、小突起（绒毛）和更小的突起（微绒毛），它们显著地增加了十二指肠表面面积，有利于营养物质的吸收。十二指肠以下是空肠和回肠，前者主要负责脂肪和其他营养物质的吸收。小肠壁血供丰富，它们运载肠道吸收的营养物质经静脉到达肝脏。肠壁分泌的黏液能润滑肠道及其内容物，水分能帮助溶解食物颗粒。小肠还释放少量的酶以消化蛋白、糖和脂肪。

二、分型

小肠肿瘤的发病率较胃肠道其他部位低，约占胃肠道肿瘤的2%，但恶性肿瘤占75%。小肠肿瘤分为良性肿瘤和恶性肿瘤，常见的良性肿瘤有腺瘤、平滑肌瘤、脂肪瘤、纤维瘤、血管瘤等，恶性肿瘤主要为癌、恶性淋巴瘤、肉瘤及类癌。一般小肠肿瘤常见于十二指肠和上段空肠，多在距曲氏（Treitz）韧带30 cm之内。主要分为息肉型、浸润型、缩窄型和弥漫型。息肉型多表现为肉样肿块，质软，大小不等。大的菜花状肿块多引起肠管梗阻，形成溃疡。

小肠肉瘤多为平滑肌肉瘤，其他肉瘤少见。平滑肌肉瘤一般原发于小肠壁肌层，一部分肿瘤可向肠腔内生长，但大部分向肠腔外生长，形成较大肿块。

三、播散与转移

小肠肿瘤的播散与转移主要有4个途径，分别是直接浸润、淋巴转移、血行转移和种植传播。其中，血行转移的常见部位是肝脏，种植传播常见部位是卵巢。小肠类癌多起源于肠黏膜腺管基底部的Kulchitsky肠嗜铬细胞（又称细胞），分泌5-羟色胺、激肽类、组胺等生物学活性因子，可引起血管运动障碍、胃肠症状、心脏和肺部病变等，称为类癌综合征。小肠类癌综合征早期无明显的临床症状，诊断较为困难，当患者有明显的临床症状（如皮肤潮红、腹泻、哮喘、右心瓣膜病变等）时，多伴有远处转移、血清素水平升高，也可伴有尿液5-羟基吲哚乙酸（5-HIAA）增加。

四、诊断

（一）临床表现

小肠肿瘤常见的临床表现如下：
（1）腹痛。腹痛是主要的临床症状，多为隐痛、胀痛，但发生肠梗阻时可有绞痛。
（2）肠道出血。
（3）肠梗阻。
（4）腹部包块，一般活动度较大。
（5）肠穿孔。

（二）检查

临床常用检查为X线钡餐。进一步检查可选用纤维十二指肠镜、纤维小肠镜等。若患者血液检查中5-羟色胺升高以及尿液中5-HIAA增加造成尿液呈紫色，可高度怀疑小肠类癌综合征。由于小肠类癌综合征容易发生卵巢转移，需要进行妇科盆腔CT检查。

五、治疗

小的或者带蒂的良性肿瘤可连同周围肠壁组织做局部切除，如果瘤体较大或者多发者可选择肠段切除。对于可以切除的恶性肠道肿瘤优先选用手术切除，切除范围包括至少10 cm的边缘和扇形的肠系膜片段以及区域淋巴结。若肿瘤与周围组织粘连较为严重且并发肠梗阻，无法手术切除者，可选择短路手术解除梗阻症状。发生卵巢转移的患者，如转移灶数目较少，可行原发灶和卵巢转移灶同时切除术。术后可给予相应的放射治疗或者化学治疗。

第八章 胰腺肿瘤卵巢转移

一、流行病学特征

　　胰腺肿瘤可分为胰腺外分泌肿瘤和胰腺内分泌肿瘤两大类。导致卵巢转移的胰腺肿瘤是胰腺恶性外分泌肿瘤和胰腺恶性内分泌肿瘤，前者即常见的胰腺导管腺癌，通常称为胰腺癌，其他胰腺恶性外分泌肿瘤包括腺泡细胞癌、胰腺囊腺癌和部分低度恶性的胰腺肿瘤；后者起源于胰腺的内分泌细胞，总体虽然少见，但包括的类型较多，与通常所说的胰腺癌在生物学特性、临床表现、诊断、治疗和预后上均有所不同，统称为胰腺恶性内分泌肿瘤。

　　目前，胰腺癌是西方国家最常见的10种恶性肿瘤之一，也是已知恶性程度最高的肿瘤之一（病死率/发病率为0.95/1），并且发病率呈逐年增高趋势，近10年间胰腺癌的发病率增高了3倍。2011年，全球肿瘤统计资料表明，发达地区胰腺癌的发病率为8.2/10万，女性为5.4/10万；发展中地区为2.7/10万，女性为2.1/10万；2011年，有26.6万例患者死于胰腺癌。在美国，胰腺癌已成为继胃癌、肺癌和卵巢癌之后排名第四的导致患者死亡的恶性肿瘤，每年约有2.8万例新发病例，另有2.7万例死于该病。我国统计资料显示，在上海，20世纪60年代胰腺癌的发病率为1/10万，20世纪70年代为4/10万，而近年来增加到10/10万；患病率由20世纪60年代的第20位上升至目前的第七位。从发病年龄来看，在国外，约80%的病例集中在60～80岁的年龄组，而国内大宗报告显示，发病年龄在50～60岁占38%，40～60岁发病的患者占80%以上，大于70岁和小于20岁的患者仅占5%左右。男女发病的比例为1.5∶1。卵巢也是胰腺癌最常见的远处转移器官，发生卵巢转移者平均生存期仅有9个月左右。文献表明，约85%的胰腺癌患者发现时已处于晚期，失去手术根治的机会。胰腺癌术后5年生存率总体仍基本在5%左右。国外研究表明，胰腺癌手术后1年内肿瘤的复发率达69%。研究显示，即使实施了胰腺癌切除手术，患者也可能出现卵巢转移。

二、转移途径

　　胰腺癌细胞增殖是浸润转移的基础，肿瘤浸润通常包括黏附、基质降解和迁移三个步骤，而肿瘤的发生发展涉及多种基因的先天及后天的改变。在此期间多种转移相关蛋白，如整合素、选择素、基质金属蛋白酶、运动因子、血管生成因子、细胞因子、信号转导因子和转录因子等，在胰腺癌的转移中发挥着不同的作用。在胰腺癌转移发生机制中，胰腺特有的解剖特征也是胰腺癌卵巢转移的重要因素。由于胰腺有丰富的血运、密集的淋巴和交错的神经解剖结构，肿瘤容易发生转移和扩散。胰腺癌卵巢转移的方式有血行转移、淋巴转移、直接浸润和沿神经周围转移四种方式。

三、病理学分类

胰腺恶性肿瘤中最常见的是胰腺外分泌上皮恶性肿瘤。胰腺恶性内分泌肿瘤是一种临床少见疾病，其诊断和治疗与胰腺外分泌肿瘤有很大区别。胰腺内分泌肿瘤分为功能性和无功能性两类，年发病率为1/10万人左右，约占全部胰腺肿瘤的5%。相对而言，胰岛素瘤和无功能胰岛细胞瘤、促胃液素瘤略为常见，胰高血糖素瘤、血管活性肠肽瘤、生长抑素瘤等均为极罕见肿瘤。

四、诊断

（一）临床表现

50%～80%胰腺癌卵巢转移为双侧，以囊实性、中等大小常见，可不伴卵巢外转移和病变。胰腺癌卵巢转移患者症状不典型且多无特异性，其临床表现因胰腺癌部位、有无邻近脏器的侵犯和有无转移的不同而有所不同。70%～80%的胰腺癌发生于胰头部，其次为胰体癌和胰尾癌，有时全胰均有，表现为弥漫性或多中心性病变。胰腺癌卵巢转移瘤与原发性卵巢癌及其他来源的肿瘤卵巢转移相比，无特征性临床症状，主要表现为腹胀、腹水、盆腔包块。

上腹部疼痛是胰腺癌的重要症状之一，70%～90%的患者有此症状。胰体尾部癌肿的疼痛表现为左中上腹的隐痛或钝痛，仰卧或夜间加重，因后腹膜神经组织受累及可引起腰背痛。胰头部肿瘤因侵犯胆管胰管或十二指肠，造成胰胆管或十二指肠梗阻，可产生右中上腹部胀痛或钝痛，甚至出现剧痛或绞痛，进食后加重。腹痛的性质多表现为钝痛，呈持续性或间歇性，常于餐后加重。有的可出现剧烈的腹痛，可向肩背部或腰背部放射。胰腺癌卵巢转移后，患者经常感觉背部呈反射性隐痛，后又出现双侧季肋区、肚脐周围疼痛，夜间可痛醒，食欲下降，体重减轻。胰腺癌患者其他常见的症状有上腹部饱胀不适、食欲缺乏、消化不良、乏力、恶心、呕吐、消瘦、腹泻、上腹部肿块、腰背痛和黑便等表现。由于消化和吸收功能减退，60%以上的患者有短期内进行性消瘦的表现。部分患者发生胆道梗阻后可继发胆道感染，出现寒战、发热和白细胞升高等感染症状。当胰尾部的肿瘤侵犯脾静脉后可引起脾静脉栓塞，导致脾大和脾功能亢进，甚至引起胰源性门静脉高压症。若肿瘤破坏了胰岛细胞，可出现血糖和尿糖升高。约90%的患者很快出现明显的体重下降，晚期表现为恶病质。因胆汁淤积出现肝脏肿大，约70%的患者可触及肿大的胆囊。少数患者可触及胰腺肿块。晚期患者可出现腹水，以及左锁骨上、腋下和腹股沟淋巴结肿大，直肠指诊可有盆腔转移。

(二) 实验室检查

胰腺癌卵巢转移患者血清 CA125 水平可有不同程度的升高，考虑与病变累及腹膜及伴有腹水生成相关。血清 CA19-9 是目前最常用的一项肿瘤标志物，其含量增高对胰腺癌卵巢转移诊断具有重要价值。测定血清 CA19-9 的变化可以作为手术等治疗效果监测的指标，并对判断治疗后有无复发转移具有一定的参考价值，但因患者可能正在接受胰腺癌治疗，血清 CA19-9 水平可在正常范围内，也可有不同程度升高。其他常用的血清肿瘤标志物还包括 CA50 和 CA242 等，通常与 CA19-9 联合检测以协助临床诊断。CEA 对胰腺癌的诊断无特异性，但胰腺癌患者血清 CEA 增高通常出现在病程的后期，常提示肿瘤发展较晚，或已出现卵巢等脏器或腹腔淋巴结的转移，或手术后有复发和转移，对胰腺癌的术后监测有一定的参考价值。临床上通常将血清 CEA 和血清 CA19-9 联合检测，研究显示，两者联合检测对胰腺癌诊断阳性率可提高到 85%～90%。胰胚抗原（POA）、胰腺癌相关抗原（PCAA）和胰腺癌特异抗原（PaA）等，虽然对胰腺癌检测的阳性率也达到 70%～80%，但还受到其他多种肿瘤的影响，有一定的假阳性率。

(三) 影像学表现

传统的腹部 X 线平片和胃肠钡餐检查对诊断胰腺癌卵巢转移的特异性与敏感性都较差。在腹部 X 线片检查中，有时可以发现胰腺钙化的表现。B 型超声波检查对早期直径小于 10%，如增殖指数 Ki-67 小于 5% 则提示患者术后复发率更低。

总之，若既往存在胰腺癌病史，发现双侧或单侧卵巢实性或囊实性占位，想到胰腺癌卵巢转移尚不困难。若既往无胰腺癌病史，则需要与原发性卵巢癌及 Krukenberg 瘤鉴别。原发性卵巢癌患者发现时一般已为晚期，呈广泛腹盆腔播散，伴大量腹水，CA125 常上升至几百甚至几千（U/mL）的水平，但 CA19-9 通常不高，胰腺癌卵巢转移则恰好相反。而胃肠道恶性肿瘤是卵巢转移瘤最常见的原发病灶，且也常伴有血清 CA19-9 和 CEA 升高，需要结合大便潜血，甚至是胃镜、肠镜予以证实或排除。对于考虑卵巢恶性占位的患者，应详细询问临床症状及采集病史，结合血清肿瘤标志物及影像学等特征，综合考虑做出判断。

五、治疗

(一) 手术治疗

一般来说，腹胀、腹水和盆腔包块对普通女性胰腺癌患者是明确的手术指征；但对于恶性程度高、存活时间短的胰腺癌患者，是否手术及手术时机的选择需要谨慎。一般状况好，全身脏器功能可，无严重并发症，术后可期待存活时间大于 3 个月，以上为胰腺癌卵巢转移患者手术的基本条件；相反，患者一般状况差，卵巢转移瘤粘连，与周围脏器界限不清，或者除卵巢转移外尚有广泛的盆腹腔其他脏器转移，均应视为手术切除的相对禁忌证。另外，有一类预后较好的胰腺癌——神经内分泌癌，当其出现卵巢转移时，相对其他肿瘤类型需要进行更为积极的手术治疗。

手术切除范围原则上以减少瘤负荷，进而减少腹水发生，改善生活质量为目的，此类手术多以双侧附件切除为主。单纯切除双侧附件手术难度不大，手术切口相对较小，手术时间短，手术并发症少，患者容易耐受。对于大网膜转移患者是否切除大网膜尚存在争议，可能只适合于除卵巢和大网膜外无其他部位转移的情况。

（二）化学治疗

胰腺癌化学治疗是其综合治疗中的重要组成部分，目的是：①对手术切除的患者可预防肿瘤的复发和转移，强化手术治疗的效果。②对未手术切除的患者可缩小病灶，缓解临床病症，延长生存期。

化学治疗后患者有呕吐、厌食等消化道症状，甚至出现骨髓抑制、脱发、肝肾毒性等不良反应。由于胰腺癌属于对化学治疗敏感性很低或不敏感的一类恶性肿瘤，研究资料表明，晚期胰腺癌化学治疗后的有效率较低，对患者的生存期和生活质量的影响都较小，因此以手术为主的综合治疗仍然是胰腺癌治疗的方向。

1. 单药化学治疗

用于胰腺癌化学治疗的药物多达几十余种，常用的药物有氟尿嘧啶、丝裂霉素、多柔比星、双氟胞苷（吉西他滨）、去氧氟尿苷和卡培他滨等。

（1）氟尿嘧啶。①静脉注射：$300\sim350$ mg/m² 加入5%葡萄糖溶液中，每周 $1\sim2$ 次，或连用5天，每3周重复。②介入治疗：$1\,000\sim1\,250$ mg，每4周1次。③腹腔内用药：$750\sim1\,000$ mg，每 $5\sim7$ 天1次。④口服：$50\sim100$ mg，每天3次，1个疗程总剂量为 $10\sim15$ g。

（2）丝裂霉素。①静脉注射：4 mg/m²，每周1次，或每次 $10\sim20$ mg，$6\sim8$ 周重复1次。②介入治疗：4 mg/m²，每周1次；或 12 mg/m²，每4周1次。③腹腔内用药：$8\sim12$ mg，每 $1\sim2$ 周1次。

（3）多柔比星。①静脉注射：$40\sim60$ mg/m² 加入生理盐水 $60\sim90$ mL，每3周1次。

（4）双氟胞苷。静脉注射：$1\,000$ mg/m²，加入生理盐水 250 mL中，每周1次，连用3周，每月重复1次。

（5）去氧氟尿苷。口服：$800\sim1\,200$ mg/d，分 $3\sim4$ 次，连续2周，间隔2周，为1个疗程。

（6）卡培他滨。口服：每天 $2\,500$ mg/m²，早晚各1次，连续2周，间隔1周，为1个疗程。

2. 联合化学治疗

由于胰腺癌单药化学治疗的临床治疗效果较差，因此联合化学治疗可以提高胰腺癌治疗的效果。在联合化学治疗中应用的化学治疗药物主要有氟尿嘧啶、丝裂霉素、多柔比星、表柔比星、链佐星、卡铂、顺铂、草酸铂和吉西他滨等。

（三）放射治疗

1. 术中放射治疗

胰腺癌的术中放射治疗是指在术中直视条件下，利用电子线对胰腺肿瘤病灶实施一次性大剂量放射治疗，一般术中一次大剂量照射 15～25 Gy，照射时间为 4～6 分钟。该方法于 1909 年被美国的 Beck 首先报道，其特点如下。

（1）术中放射治疗通过单次大剂量照射比同等剂量分次外照射具有更高的生物效应，使病灶区域受到高剂量照射。

（2）可以精确控制放射治疗的放射野和放射治疗剂量，最大限度地杀死肿瘤细胞，减少复发。

（3）能有效保护放射野周围的健康组织及器官，全身不良反应较轻。但术中放射治疗对病灶周围淋巴区域的照射效果不佳，对远期生存率的改善也不明显。术中放射治疗不会增加胰腺癌根治术或姑息术的手术死亡率和术后并发症发生率，但可引起一些与放射相关的并发症。常见的并发症及其发生率为胃肠道溃疡和出血（10%～20%）、动脉破裂或动脉瘤（3%）、肠穿孔（3%）、腹腔内脓肿（3%）、肝脓肿（2%）、十二指肠纤维化（2%）、弥散性血管内凝血（DIC，2%）和肠梗阻（2%）。少见的并发症有吻合口漏、胰腺炎、糖尿病、胆道狭窄、椎体坏死和放射性神经损伤等。胰腺癌术中放射治疗对于提高肿瘤局部控制率、缓解癌性疼痛、延长患者生存期均具有一定的作用。但目前术中放射治疗的效果仍不十分理想，平均中位生存期为 9 个月。为了提高术中放射治疗的效果，可以采用术中或（和）术后化学治疗药物动脉灌注、联合放射治疗增敏剂和加温放射治疗等。

2. 术后放射治疗

胰腺癌手术 2 周以后可以采用放射治疗。放射治疗的方法包括常规外照射和现代立体定向照射，其优点是创伤小，对肿瘤周围的亚临床病灶具有一定的杀灭作用，可有限地缩小肿瘤体积，同时对缓解晚期胰腺癌疼痛具有良好的止痛作用。但缺点是无根治疗效，且胃肠道反应大。这类术后放射治疗通常应用多中心照射，每次 200 Gy，每周 3 次，总剂量为 40～60 Gy，可施行连续性照射或阶段性照射。20 世纪 90 年代开展的适形放射治疗是采用立体定向照射技术，在三维方向（通常 5～8 个方向）照射，将照射剂量最大限度地集中在靶区内，以杀死肿瘤细胞，减少对周围正常组织和器官的不必要照射，增加局部控制率。该方法与常规外照射比较，具有疗效快、疗程短和局部照射剂量大的特点。单次剂量通常在 5～7 Gy，以 6 Gy 多见，总剂量为 40 Gy。在临床治疗中值得注意的是，放射治疗联合适当的化学治疗，其疗效明显高于单纯的术中放射治疗和术后放射治疗，可以显著提高患者的生存率。针对胰腺癌根治术后联合放化学治疗方案包括：外照射（50～60 Gy）+5-Fu 全身化学治疗或术后 50 Gy 的外照射+吉西他滨/5-Fu 全身化学治疗。

（四）生物学治疗

1. 免疫治疗

肿瘤免疫学和分子生物学研究的进展为肿瘤疫苗、单克隆抗体、细胞因子和免疫活性细胞的临床应用提供了可能性，免疫治疗是胰腺癌综合治疗中的一个新模式。目前，特异性主动免疫治疗和单克隆抗体的研究处在实验研究中，但已有部分制剂进入临床Ⅰ期验证，如 Co171A、BW494/32 等。胰腺癌免疫治疗应用较多的是细胞因子治疗和过继性细胞免疫治疗，如 IL-2、IL-6、TNF、IFN 和 LAK 细胞等。有报道显示，应用 IFN-α 免疫治疗加常规放化疗可以使胰头癌患者术后的 2 年生存率提高到 84%。但免疫治疗的总疗效仍不确切，多数尚处于临床和实验的研究阶段。

2. 肿瘤靶向治疗

厄洛替尼是表皮生长因子（HER-1/EGFR）酪氨酸激酶抑制剂，而 HER-1/EGFR 在肿瘤增殖、侵袭过程中起着重要作用。近年研究表明，厄洛替尼在对化学治疗、放射治疗均不敏感、预后很差的胰腺癌治疗中显示了治疗优势。厄洛替尼与吉西他滨联合治疗胰腺癌也已进入 FDA 审批程序。在一项双盲的Ⅲ期临床研究中，患者被随机分为厄洛替尼联合吉西他滨治疗组和单药吉西他滨组，结果显示，联合治疗组中 23.5% 的患者生存期得以延长，中位生存期为 6.37 个月，单药组为 5.91 个月，其中，24% 接受联合治疗的患者生存期超过 1 年，而单药组只有 17%。虽然联合治疗组生存期延长非常有限，但是厄洛替尼为治疗胰腺癌提供了一个新的治疗思路。

3. 内分泌治疗

研究表明，胰腺癌与乳腺癌、前列腺癌等性激素靶器官肿瘤类似，为激素反应性肿瘤，采用内分泌治疗是胰腺癌治疗中的新方法。服用抗雌激素药物他莫昔芬，每天 40 mg，可以延长生存期，甚至据报道称，1 年生存率达 20%。此类药物还包括促黄体激素释放激素（LHRH）、环丙孕酮和长效生长抑素类似物等。此外，有关加温治疗、深低温冷冻治疗、放射性粒子植入、高强度聚焦超声治疗、射频消融治疗和光动力治疗等方法在晚期胰腺癌卵巢转移治疗的应用研究也有报道。由于受到患者年龄、病程、全身状况、肿瘤部位、肿瘤与大血管位置等诸多因素制约，以及这些治疗方法是否会引起出血、感染和急性胰腺炎等并发症，其疗效的提高还有待今后临床经验的不断积累。

（五）中医中药治疗

胰腺癌在中医临床多属于"症瘕""积聚""黄疸"范畴。祖国医学认为肝气郁结、气机不畅，故见腹痛、脘腹不适、胀满；肝气犯脾、脾气虚弱，故见食欲不振、消瘦乏力、腹泻；脾虚生湿、湿郁化热、热毒内蓄，则发为黄疸；病程迁延日久、气滞血瘀、热毒内结、则见肿块。

中医药治疗胰腺癌卵巢转移应兼顾患者的局部和整体状况综合考量，从整体观念出发，将胰腺癌原发病灶和胰腺癌卵巢转移看成全身性疾病在局部的表现，治疗时应注意考虑全身的整体情况与局部瘤体的关系。在疾病早中期即身体邪盛正未衰时，以攻为主，辨证治疗，予清热解毒、活血化瘀、软坚散结、以毒攻毒，抑制肿瘤的生长，并与现代西医的化学治疗、放射治疗、靶向治疗等手段相配合。在疾病中晚期，正气已损，邪气嚣张，予扶正培本治疗，寓攻于补。通过"人瘤共存"的治疗方式，提高患者生存质量。

（六）支持治疗

胰腺癌卵巢转移患者的支持治疗的目的在于减轻不适症状和提高生活质量。

（1）控制疼痛。在采取治疗措施之前，首先需明确疼痛的原因，若是消化道梗阻等急症引起，常需请外科协助；其次要明确疼痛的程度，根据患者的疼痛程度在医生指导下按时、足量口服止痛药。

（2）改善恶病质。胰腺癌卵巢转移随着病情加重可出现恶病质现象，常用甲羟孕酮或甲地孕酮以改善食欲，注意营养支持，并及时发现和纠正肝肾功能不全和水、电解质紊乱，以免危及患者生命安全。

总之，由于胰腺癌的早期症状不明显，绝大多数患者在就诊时已多属晚期（Ⅴ期）。胰头癌的切除率在20%～40%，而胰体尾癌的切除率更低，为10%～20%。但近年由于手术技术的进步，有些胰腺专科的胰头癌切除率已达到60%左右。尽管如此，各种胰腺癌手术后的生存率仍不理想。影响胰腺癌预后的原因可能有以下几个方面：①肿瘤的分期和大小。②有无淋巴结的转移。③有无周围血管的侵犯和转移。④肿瘤的生物学特性。⑤胰周神经有无侵犯。⑥手术切缘和范围是否合理。⑦手术中输血情况。⑧外科医师的经验。

第九章　肾细胞癌卵巢转移

一、流行病学特征

肾细胞癌（renal cell carcinoma，RCC）占成人恶性肿瘤的2%～3%，是泌尿系所有的肿瘤中最致命的肿瘤。流行病学资料显示：病死率肾细胞癌患者的超过40%，而前列腺癌和膀胱癌的病死率仅为20%。各国或各地区的肾细胞癌发病率不同，发达国家肾细胞癌发病率高于发展中国家。我国各地区肾细胞癌的发病率及病死率差异也较大，据全国肿瘤防治研究办公室和卫生部卫生统计信息中心统计，我国试点市、县1988—2002年肿瘤发病及死亡资料显示：1988—1992年，1993—1997年，1998—2002年3个时间段肾及泌尿系其他部位（肾盂、输尿管、尿道）恶性肿瘤的发病率分别为4.26/10万、5.40/10万、6.63/10万，呈现上升趋势；女患者与：男患者比例约为2：1；城市地区高于农村地区，两者最高相差43倍。发病年龄可见于各年龄段，高发年龄50～70岁。肿瘤直径达10～20 cm者，多数已向外侵犯或转移。肾细胞癌中约50%最终会发生转移，而肾细胞癌转移的靶器官中卵巢转移约占10%。

二、肾脏解剖学、组织学和生理学

（一）肾脏的解剖学

肾的主要功能是排出机体内的代谢产物和多余的水，调节体液中若干物质的浓度，如维持体液电解质和水的平衡。肾也有内分泌功能，产生和释放影响红细胞生成的促红细胞生成素（EPO）、影响血压的肾素，以及分泌参与控制钙代谢并且调节甲状旁腺激素的维生素D衍生物羟胆钙化醇和若干其他有代谢作用的可溶性因子的活性。

新鲜肾为红褐色，位于腹膜后方，脊柱两侧，被脂肪组织包绕。肾上端平第12胸椎上缘，下端平第3腰椎。右肾的上方有卵巢，故较左肾稍低；左肾较右肾稍长而窄并靠近中线。肾的长轴斜向下外，横轴朝向后内。两侧肾的上极厚而圆，并且都与肾上腺相毗邻。肾的下极较薄，可伸到髂峰上方2.5 cm处。肾的外侧缘较凸，左肾外侧缘的上部被腹膜覆盖与脾脏分开，下部与降结肠接触；右肾的外侧缘借腹膜与卵巢右叶分开。肾内侧缘在上、下两极间凹陷并斜向下外。每侧肾的内侧缘上的垂直并向前内侧开放的凹陷叫肾门。肾门内各主要结构的位置关系：前方为肾静脉，中间为肾动脉，后方是肾盂。动脉的分支往往在肾盂的后方进入肾门，肾静脉的属支在同一水平上离开肾门，在肾门的上方，肾的内侧缘与肾上腺相邻，下方与输尿管起始部相邻。

右肾的前外侧面：上端有一小区与右肾上腺接触，肾上腺覆盖肾脏的上端或其内侧缘的上部。此区以下肾前面的大部分为肝右叶的压迹，其内侧区与十二指肠降部相邻。右肾前面下部的外侧区和结肠右曲相邻，内侧区与部分小肠相邻。与小肠和大部分肝接触的肾区都覆以腹膜，与肾上腺、十二指肠和结肠相邻的肾区表面没有腹膜。

左肾的前外侧面：上端有一中央小区与左肾上腺相邻，左肾前面外侧半的上部约有2/3与脾脏相邻。中部的方形区与胰体和脾血管相接触。此区上方、肾上腺区和脾区之间的三角区与胃相接触。在脾区和胰区下方的外侧区与结肠左曲和降结肠起始部相邻，内侧区与小肠襻相邻。小肠襻区较大，而结肠区是邻近肾外侧缘的不规则而细长的区。胃区覆盖着大网膜的腹膜，脾区和小肠区覆盖着腹膜腔的腹膜。左侧的髂血管的分支在腹膜后覆盖小肠区，并与肾相联系。肾上区、胰和结肠区都没有腹膜包被。

两肾的后内侧面：肾的后内侧面包埋在脂肪内，不覆盖腹膜。肾位于膈、内外侧弓状韧带、腰方肌和腹横肌筋膜、肋下血管和神经、髂腹下神经核、髂腹股沟神经的前方。右肾上端在第12肋水平，左肾上端在第11和第12肋水平。膈将肾与肋膈隐窝的胸膜分隔开。有时膈肌在外侧弓状韧带的上方缺少肌纤维，使肾周围脂肪组织与膈胸膜相接触。

肾表面有一层肾被膜，由丰富的胶原纤维、弹性纤维以及平滑肌构成，很容易从肾的表面剥去。肾可分为内部的髓质和外部的皮质。肾门内即中央肾窦，肾窦内衬以肾包膜，并几乎被肾盂和血管所充满，其余空间则是脂肪。在肾窦内肾单位的集合管开口于肾乳头的表面，注入输尿管上段的漏斗状扩张，即肾小盏内。每个肾小盏围绕1～3个肾乳头，很少见围绕更多的肾乳头。邻近的肾小盏会合成2～3个肾大盏。尽管个体变化很大，但每个肾的肾盏往往分布成7对，肾盏注入肾漏斗。肾由2个肾漏斗汇合而成，其中一个来自肾上极肾盏，一个来自肾下极肾盏。但是有时也可出现第3个肾盏，其来自肾中极。

肾脏的血液供应：①成对的肾动脉将占主动脉20%的血液供给不到体重1/100的器官。它们主要通过叶、叶间、弓形动脉供应肾脏。这些动脉都是终末动脉，没有分支。弓形动脉进而再发出小叶间动脉，肾小球血供由入球和出球动脉提供。肾动脉分支位于主动脉的外侧面、肠系膜上动脉分支处的下方。两根肾动脉均以主动脉直角的位置穿过相应侧的膈脚。右侧肾动脉较高且长，行经下腔静脉，右肾静脉、胰头和十二指肠降部的后方。左侧肾动脉较低，行经左肾静脉、胰体和脾静脉后方，其前方可被肠系膜下静脉穿过。在近肾门处每条肾动脉分为前、后支。肾动脉前、后支主要供应肾血管段。通常副肾动脉约占30%，在肾动脉的上方或者下方从主动脉发出，并伴随肾动脉进入肾门。②静脉。肾静脉位于肾动脉的前方，几乎呈直角开口于下腔静脉。左肾静脉的长度是右肾静脉的3倍。它在脾静脉和胰体的后方横跨腹后壁，其末段位于主动脉的前方，紧贴肠系膜上动脉起点的下方。左睾丸静脉或卵巢静脉自左肾静脉的下面注入左肾静脉；左肾上腺静脉通常在接受左肠下静脉的一个属支后，自左肾静脉的上缘近中线处汇入左肾静脉。左肾静脉在右肾静脉的稍微上方汇入下腔静脉。右肾静脉位于十二指肠降部、胰头外侧部的后方。

淋巴引流。肾的淋巴管起自 3 个淋巴丛：第一个淋巴丛围绕肾小管，第二个淋巴丛位于肾被膜下，第三个淋巴丛位于肾周脂肪囊，并与第二个淋巴丛有广泛的交通。对集合淋巴管形成 4～5 条淋巴干，伴随肾静脉终止于主动脉旁淋巴结。肾周的淋巴管直接回流至主动脉旁淋巴结。

（二）肾脏的组织学

肾主要由许多迂曲而且排列紧密的泌尿小管构成，这些小管之间有少许结缔组织，其中有血管、淋巴管和神经穿行。每一条泌尿小管由胚胎来源不同的两部分组成：一是产生尿液的肾单位，二是收集尿液并且完成尿液浓缩、把尿液引流至肾外的输尿管和膀胱的集合小管。肾单位由肾小体和肾小管组成。肾小体与血浆的渗滤有关，而肾小管则与血管球滤过液的选择性回收以形成终尿有关。集合小管的功能是浓缩尿液并把来自几条肾小管的液体导入位于肾乳头的肾小体。肾乳头的表面有大量乳头管开口存在，如果对一个新鲜肾脏施加压力，则会有尿液从这些小孔流出。

肾小体是种小球样结构，平均直径为 0.2 mm。除了狭窄的周边皮质带外，在其他肾皮质区内均可见到肾小体。每个肾脏含有 100 万～200 万个肾小体，其随着年龄的增长而逐渐减少。肾小体由中央的血管球和膜状的血管球囊即肾小管的起始端构成。

（三）肾脏的生理学

机体每天都进行着复杂的生物代谢，摄入外来物质，并进行分解、合成代谢以供机体所需，同时又必须将机体在新陈代谢中产生的各种代谢产物排出体外，而这些代谢产物和毒性物质的排泄主要由肾脏完成。肾脏的生理功能主要包括以下 3 个方面。

1. 尿液的生成

正常人两侧肾脏的血流量占全身血流量的 1/5～1/4，单位时间内肾小球滤过的血浆量称为肾小球滤过率，正常成人的肾小球滤过率每分钟约为 120 mL。两侧肾脏每日从肾小球滤过的血浆总量达 150～180 mL，所滤过的这部分血浆称之为原尿。原尿流经肾小管及集合管时，其中约 99% 被重吸收。因此，排出体外的原尿仅有 1 500 mL 左右。葡萄糖、氨基酸、维生素、多肽类物质和少量蛋白质，在近曲小管几乎被全部吸收，此外，肾小管可直接排除某些药物及毒物。

2. 调节电解质及酸碱平衡

人体在食物消化过程中及体内糖、脂肪和蛋白质在代谢过程中产生的大量酸性物质和少量碱性物质，首先释放入血液，随后排出体外，其中以酸性物质为主要排出物质。肾小球原液中含有多种电解质，当进入肾小管后，大部分钠、钾、钙、镁、氯酸盐、氧及硫酸根离子等被重吸收。按人体的需要，由神经内分泌及体液因素调节器吸收量。肾脏调节酸碱平衡反应缓慢，但能充分调节血浆 pH。

3. 内分泌功能

肾脏能产生某些激素类物质，主要有血管活性物质、促红细胞生成素及 1, 25 - 二羟基维生素 D 等。

（1）血管活性物质：包括肾素、缓激肽及前列腺素（PG）等。95% 的肾素来自肾小球旁器，肾小球重器是合成、储存、释放肾素的场所，肾素可转化为血管紧张素 Ⅰ、Ⅱ。90% 激肽释放来自近端小管细胞，肾脏中亦存在激肽释放酶，可使激肽失活，因此激肽是一种起局部作用的组织激素。前列腺素（PG）具有很强的扩血管效应，对血压和体液的调节起重要作用，同时可引起利尿排钠，使动脉压下降。

（2）促红细胞生成素（EPO）：EPO 90% 由肾脏产生，约 10% 在肝脾等脏器产生。EPO 是种糖蛋白，其定向与红系祖细胞的特殊受体结合，加速骨髓幼红细胞成熟、释放，并促使骨髓网织红细胞进入循环，使红细胞生成增加。

（3）1,25 - 二羟基维生素 D：其主要生理作用为促进肠道对钙、磷的吸收，促进骨中钙吸收及骨盐沉积。

同时，肾脏可灭活促胃液素、胰岛素、甲状腺素等。肾功能不全时，因促胃液素灭活减少导致促胃液素升高，可诱发消化性溃疡。

三、肾细胞癌卵巢转移的途径

肾细胞癌有向静脉侵入的倾向，在静脉（包括肾内静脉、肾静脉及下腔静脉）内形成癌栓，并通过静脉向远处转移。肾细胞癌的转移可早可晚。少数恶性程度很高的肾细胞癌在原发肿瘤体积很小或还没有被发现时已有远处转移。也有些病例在肾细胞癌切除多年后出现转移。肾细胞癌卵巢转移的途径有血运转移、癌栓侵犯、肿瘤直接侵犯。

四、肾细胞癌卵巢转移的分子机制和相关基因

（一）肾细胞癌卵巢转移的分子机制

目前，关于肾细胞癌卵巢转移相关的分子机制尚无明确结论，但研究报道显示多种分子参与肾细胞癌卵巢转移。

1. 降低细胞外基质酶类

（1）基质金属蛋白酶（MMP）类。MMP 是一类依赖锌离子的肽链内切酶系。肾细胞癌患者的肿瘤组织中 MMP2、MMP9 与 TIMP1、TIMP2 的平衡受到破坏是肿瘤侵袭的重要环节。研究发现，MMP3 可作为肿瘤进展的重要指标，同时 TIMP1 在微血管中表达提示肿瘤的血管生成。

（2）丝氨酸蛋白酶类。丝氨酸蛋白酶类主要包括尿激酶型纤溶酶激活剂（uPA）及其受体（uPAR），纤溶酶原激活物抑制剂 PAI1、PAI2。其中 uPA 和 uPAR 可作为肾细胞癌预后的重要指标，而 PAI1 参与癌巢及周围组织和细胞间质的重塑，保护癌周细胞外基质使其免遭 uPA 和纤溶酶降解，是肾细胞癌预后不良的独立预测指标，但 PAI2 则与生存率无明显相关。

2. 细胞黏附分子

（1）钙黏蛋白家族。钙黏蛋白家族是一组介导同种细胞间相互作用的钙离子依赖性跨膜糖蛋白，参与形成和维护正常细胞间的连接，包括 E - 钙黏蛋白、N - 钙黏蛋白、P - 钙黏附素。E - 钙黏蛋白主要参与上皮细胞间的黏附并维持上皮细胞的完整性，与

多种肿瘤的侵袭有关。钙黏蛋白-6参与细胞间的粘连和胞内粘连蛋白间的相互作用，特征性地表达于肾近端小管上皮细胞，其异常表达与肿瘤进展转移密切相关，常提示预后不良。N-钙黏蛋白异位反常高表达于上皮组织，可促使肿瘤细胞的脱落，且可介导肿瘤细胞与细胞基质和血管内皮的黏附，使肿瘤细胞更富有侵袭力，易于转移。

（2）免疫球蛋白超家族（IGSF）。IGSF是一类结构与免疫球蛋白相似的跨膜蛋白质，主要包括神经细胞黏附分子、血管细胞黏附分子-1、细胞间黏附分子和血小板内皮细胞黏附分子。

（3）P-选择素及CD44分子。

A. P-选择素是一类以糖蛋白作为其识别配体的黏附分子，高表达于肾细胞癌患者血管内皮和活化的血小板，介导循环肿瘤细胞与靶器官血管内皮及血小板的黏附，促进凝血功能的加强和血小板活化，提高肿瘤细胞的侵袭、转移力。

B. CD44分子是一类具有高度异质性的单链膜表面糖蛋白，广泛分布于细胞表面，介导细胞间、细胞与ECM间的黏附作用，促进肿瘤细胞侵入血管内皮基底膜和细胞外基质。大多数研究表明，RCC中高表达的CD44可提示预后不良、高进展风险和肿瘤低分化趋势，且CD44表达与肿瘤的等级、大小有关，是RCC转移的良好预测指标。

3. 促血管生成因子

（1）血管内皮生长因子（VEGF）。VEGF是一种多肽类血管生成正性调节因子，特异地作用于血管内皮细胞生长因子受体（VEGFR），刺激内皮细胞的增殖，增加血管通透性，促进肿瘤血管的生长，有利于肿瘤细胞脱落进入血管，从而促进肿瘤的生长、浸润及转移。而VEGF165是体内最多的亚型，其生物活性最强且cDNA扩增丰度最高，故在临床和实验中应用最广，近年来又发现一种内源性剪接变构体，即VEGF165b，可抗血管生成，抑制肿瘤生长。Bates等证实，VEGF165b在肾细胞癌组织中的表达下调可促进肿瘤的血管生成和提高肿瘤的侵袭力。

（2）表皮生长因子受体（EGFR）及碱性成纤维细胞生长因子（b-FGF）。EGFR属酪氨酸激酶1型受体家族，广泛分布于各种上皮细胞膜，与肿瘤的增殖、侵袭和转移密切相关。b-FGF和VEGF在肾细胞癌的高表达促进了血管内皮细胞的增殖和迁徙，是肿瘤新生血管的形成主要原因。在肾细胞癌侵袭、转移前，血清b-FGF的增高预示肿瘤的攻击性增强，是临床预后的独立指标。

4. 免疫调节分子

（1）B7家族。B7家族属免疫球蛋白类，是T细胞活化的第二信号，可协同刺激信号，活化T细胞。肿瘤细胞表面缺乏或低表达B7分子可影响免疫细胞对肿瘤细胞清除和杀灭，使肿瘤细胞逃避免疫监视，发生迁徙和转移。其中，B7H1为B7家族同系物之一，在肾细胞癌的进程中发挥关键作用，可高表达于肿瘤细胞和巨细胞系表面，与T淋巴细胞表面的程序性死亡受体-1（PD-1）分子结合，传递抑制信号，抑制T淋巴细胞功能，促使T淋巴细胞凋亡，导致机体抗肿瘤免疫力下降。

（2）趋化因子。趋化因子是一类可诱导和促进炎症的小分子蛋白多肽细胞因子，其受体表达于免疫细胞及内皮细胞等细胞膜上。趋化因子与其受体相互作用，促进细胞的运动，在肿瘤侵袭和转移过程中有重要意义。其中CXCL12与其受体CXCR4在恶性肿瘤浸润和转移中受到广泛的关注。在 CXCL12 趋化、牵引下,表达 CXCR4 的肿瘤细胞迁移至 CXCL12 配体表达的组织器官并与之结合,形成器官特异性转移。

(二) 肾细胞癌卵巢转移的相关基因

1. von Hippel-Lindau (VHL) 基因

VHL 基因是定位于人染色 3p25 – 526 区的抑瘤基因,其编码的蛋白产物称作 VHL 蛋白。肾透明细胞瘤 VHL 的失活导致 HIF-α 过量表达,而 HIF-α 为缺氧应答的全局性调控因子,调控下游缺氧基因编码的 VEGF、TGF,葡萄糖转运因子 – 1、血小板衍生生长因子 b、MT1-MMP 和 CXCR 等多种细胞因子的表达,HIF-α 经 VHL-HIF 通路引发下游把基因上调,导致上述细胞因子表达量增加,促进肿瘤血管的生成、细胞外基质的降解、肿瘤细胞的定向趋化,形成特定的器官组织转移,这一过程对肾透明细胞癌的浸润进展有重要意义。VHL 缺失时,胰岛素样生长因子 1 可促使酪氨酸激酶活性的增加,同时激活 PI3K/Akt;信号通路,增强 RCC 细胞侵袭力,促进肿瘤的侵袭转移。

2. *PTEN* 基因

PTEN 基因是一种定位于人染色体 10q23.3、具有磷酸酶活性的抑癌基因,该基因含酪氨酸蛋白酶序列,编码具有脂质磷酸酶活性和蛋白磷酸酶活性的双重特异性磷酸酯酶,可抑制多种肿瘤细胞的增殖、迁移。转移性 RCC 中 *PTEN* 的缺失可导致受其负性调控的 PTEN/P3K/AKT/mTOR 的信号通路中各组成成分信号级联放大,促进癌细胞的增殖、浸润和转移。且在肿瘤原发部位和转移灶中高度保真的雷帕霉素靶蛋白可作为重要的分子靶点,抑制肿瘤的增生和转移。

六、肾细胞癌卵巢转移的病理学特点

(一) 大体

绝大多数肾细胞癌发生于一侧肾脏,常为单个肿瘤,10%~20% 为多发病灶,多发病灶病例常见于遗传性肾细胞癌以及肾乳头状腺癌的患者。肿瘤多位于肾脏上、下两极,瘤体大小差异较大,直径平均 7 cm,常有假包膜与周围肾组织相隔。双侧发病者(先后或同时)仅占散发性肾细胞癌的 2%~4%。国内统计显示,初诊肾细胞癌患者肿瘤直径为 0.5~30 cm,平均值为 5.4 cm。

(二) 分类

过去的 20 多年中,世界卫生组织共推出 3 版肾脏肿瘤分类标准。2004 年,WHO 对 1997 年的肾细胞癌病理组织学分类进行了修改(第 3 版),保留了原有肾透明细胞癌、肾乳头状腺癌(Ⅰ型和Ⅱ型)、肾嫌色细胞癌及未分类肾细胞癌 4 个分型,将集合管癌进一步分为 Bellini 集合管癌和髓样癌,此外增加了多房囊性肾细胞癌、Xp11 易位性肾细胞癌、神经母细胞瘤伴发的癌、黏液性管状及梭形细胞癌分型。并将传统分类中的颗粒细胞癌归为低分化(高分级)的透明细胞癌,对各亚型中的肉瘤样癌成分在肿瘤组织中所占比例进行描述。推荐采用 2004 年 WHO 肾细胞癌病理分类标准(推荐分级 B)。

（三）组织学分级

以往最常用的是 1982 年 Fuhrman 四级分类。WHO 推荐将 Fuhrman 分级中的 Ⅰ、Ⅱ 级合并成一级为高分化，Fuhrman 中的 Ⅲ 级为中分化，Fuhrman Ⅴ 级为低分化或未分化。推荐采用将肾细胞癌分为高分化、中分化、低分化（未分化）的分级标准。

（四）分期

2009 年，美国癌症联合委员会对肾细胞癌 TNM 分期进行了修订，与 2002 年版肾细胞癌 TNM 分期相比有 4 点变化：

（1）T2 期进一步分为 T2a（7 cm < 肿瘤最大径 ≤ 10 cm）与 T2b（肿瘤最大径 > 10 cm）。

（2）肾上腺受侵由 T3a 修改为 T4（肾上腺受侵）与 M1（肾上腺转移）。

（3）肾静脉瘤栓由 T3b 期降为 T3a 期。淋巴结转移由 N0－2 简化为 N0（无淋巴结转移）与 N1（有淋巴结转移）。

2009 年，美国癌症联合委员会定义肾脏的区域淋巴结包括肾门淋巴结、下腔静脉周围淋巴结、腹主动脉周围淋巴结。

（五）肾细胞癌卵巢转移的病理

肾细胞癌卵巢转移属于 M1 期，根据肾细胞癌局部的情况共同决定 TNM 分期。

七、肾细胞癌卵巢转移的诊断

（一）肾细胞癌的临床表现

肾位于隐蔽的腹膜后腔隙，因此许多肾肿块无症状且不能被触及，直至病情进展才被发现。随着无创影像学技术的普及，有超过 50% 的 RCC 是在对非特异性症状进行检查时偶然发现的。研究表明，此类肿瘤常局限于肾，而且对患者生存率有正面影响。与 RCC 相关的临床症状可由局部肿瘤生长增大、出血、副瘤综合征或发生转移引起。腰痛通常是由出血及血凝块梗阻所致，但也可见于局部肿瘤进展以及肿瘤转移病例。

典型的三联征包括腰痛、肉眼血尿以及腹部肿块，现在已很少见。一旦这些症状出现说明疾病已是晚期，因此有些学者称之为"晚期三联征"。在超声、CT 技术出现之前，多数患者在就诊时已具有一个或多个上述症状或体征，因此许多患者已不可治愈。还有一些晚期肾细胞癌患者表现出全身症状，包括体重减轻、发热、盗汗。体格检查发现包括颈部淋巴结肿大、继发性精索静脉曲张以及双下肢水肿，后者提示肿瘤侵犯静脉可能。少数患者直接以转移症状就诊，如骨痛或持续性咳嗽。RCC 还有一少见但重要的临床表现，即自发性肾周出血，这时肿瘤常被血肿掩盖而易被漏诊。研究发现，超过 50% 的不明原因的肾周血肿是肾肿瘤所致，多为肾血管平滑肌脂肪瘤或肾细胞癌。数月后复查 CT 可以明确诊断。

20% 的 RCC 患者有副瘤综合征表现，很少有肿瘤具有如此多样的综合征表现形式。

对副瘤综合征表现进行评价很重要，因其可能是患者死亡的主要原因，也可以影响临床治疗的选择。在正常生理状况下，肾脏产生的 1,25-二羟胆钙化醇、肾素、促红细胞生成素、各种前列腺素都受控调节并维持一定的稳态。而 RCC 可以病态地产生这些物质及一些其他对正常生理起作用的重要因子，如甲状旁腺素、狼疮型抗凝血因子、人绒毛膜促性腺激素、胰岛素及各种细胞活素与炎症介质，这些物质被认为可引起一系列全身症状，如体重减轻、发热及贫血等。据报道称，有高达 13% 的肾细胞癌患者出现高钙血症，可能为副瘤综合征或骨转移引起的溶骨所致。高钙血症无特异性的症状与体征，可表现为恶心、食欲减退、乏力、腱反射减弱。高血压及红细胞增多症也是肾细胞癌患者常见的副瘤综合征症状。引起 RCC 相关性高血压的主要原因包括肿瘤直接分泌过多肾素、肿瘤压迫或包埋肾动脉及其分支导致肾动脉狭窄，以及肿瘤内的动静脉瘘等。引起高血压少见的原因包括红细胞增多症、高钙血症、输尿管梗阻及脑转移引起的颅内压增高等。肾细胞癌相关性红细胞增多症的发病原因可能为肿瘤本身产生过多的 EPO 或是由于肿瘤生长致邻近组织缺氧而反应性 EPO 生成增加。RCC 相关性副瘤综合征，是一种与肾细胞癌相关的非转移性卵巢功能异常，又称 Stauffer 综合征，据报道占全部 RCC 病例的 3%～20%。几乎所有的 Stauffer 综合征患者均有血清碱性磷酸酶增高，67% 的患者凝血酶原时间延长或者有低蛋白血症，20%～30% 的患者血清胆红素或转氨酶增高。其他常见的病症还包括血小板减少症、中性粒细胞减少症，典型症状有发热与体重下降，这些可能与许多患者有几个孤立区域的卵巢坏死相关，但必须排除卵巢转移。在有指征的情况下可以进行卵巢穿刺活检，常可发现患者存在明显淋巴细胞浸润的非特异性肝炎。研究还发现 Stauffer 综合征患者血清中 IL-6 水平增高，认为 IL-6 以及其他一些细胞因子可能在发病原因中起到一定的作用。接受肾切除治疗后有 60%～70% 患者的卵巢功能恢复正常。持续性或复发性卵巢功能异常常提示有肿瘤存在，是预后不良的表现。

通常，对肾细胞癌相关性副瘤综合征的治疗需要根治性肾切除术或者系统免疫治疗，除高钙血症外，药物没有显示出治疗效果。

（二）肾细胞癌卵巢转移的表现

肾细胞癌卵巢转移的常见症状有卵巢肿瘤、乏力、消瘦等。此外还有消化道症状，如食欲减退、消化不良、恶心、呕吐和腹泻等，但常因缺乏特异性而易被忽视。

（三）影像学表现

1. B 超

肾脏肿瘤在 B 超下为肾内占位性病灶。病灶的形态呈圆球形或椭圆球形，大的肿瘤（直径大于 5 cm）会有不规则的形态。

（1）生长部位。肿瘤多向表面隆起，这可能与透明细胞癌起始于近曲小管有关。随着肿瘤的长大，其向内挤压、侵袭肾实质和肾窦回声。

（2）边界。肿瘤具有假性包膜，形成肿瘤周边低回声声晕圈。假包膜有厚有薄，致使肿瘤周边的声晕圈有宽有窄，宽者可达 2～3 mm，窄者不太明显。

(3) 肿瘤的大小。小者直径仅 1 cm，大者直径达 10 cm 或以上。肾细胞癌伴卵巢转移者肿瘤原发灶体积常较大，但临床上也有直径为 5 cm 的肿瘤，常表现为低回声或者囊实性回声，这与肿瘤内部出血、坏死和囊性变有关。

(4) 肿瘤的内部结构。中等大小的肿瘤，在探测条件良好时，可见到肿瘤内部有多个中等回声的小结节，在小结节的边缘回声稍低，出现所谓的"瘤中之瘤"的现象。

(5) 肿瘤的病灶数。一般均为单侧单个，多灶性肾细胞癌占 11%，双侧肾细胞癌占 3.2%。虽然多灶性和双侧性的比例不多，但因其肿瘤大小不一，容易漏检小肿瘤。肾细胞癌伴卵巢转移的患者亦可出现肾内多发转移灶，在检查时应一并仔细检查，以免遗漏。

肾细胞癌的彩色多普勒血流图有 4 型，分别为少血流型、星点型、抱球型及丰富血流型。有学者将肾细胞癌的能量多普勒血流图分为 5 型：① 0 型，无信号。② 1 型，瘤内局灶性血流信号。③ 2 型，穿透血流信号，即血流信号穿透入肿瘤深部。④ 3 型，周边血流信号。⑤ 4 型，穿透血液信号与周边血流信号。

2. CT

CT 是诊断肾细胞癌的首选检查，诊断小肾细胞癌敏感率达 94%，CT 分期准确率达 90%。CT 平扫发现，肾实质肿块突出于肾轮廓，边界清楚或模糊，肿块为不规则形，分叶或类圆形，密度不均匀，略高于肾实质，少数密度类似或略低；内部不均匀，由出血、坏死所致；钙化为无定形斑块、点状，罕见为线状、壳状。增强扫描下肾细胞癌的典型表现为密度不均匀肿块。富血管肾细胞癌在动脉期有不规则明显增高，由于大量动静脉分流，肿瘤密度迅速降低而略低于肾实质。瘤内坏死、出血、纤维变使肿物密度不均，肿瘤虽有假包膜，但肿物与正常肾实质的移行线常不锐利，边界清楚或不清。绝大多数较大的肾细胞癌内含脂肪，可能是肿瘤已穿破肾包膜进入肾周或肾窦脂肪，呈现为肾周或肾窦丰富的迂曲扩张的侧支循环血管。CT 增强扫描对肾细胞癌的诊断准确率可达 95% 左右，分期准确率约为 80%。肾细胞癌卵巢转移的平扫表现为正常组织基础上卵巢转移灶都是低密度的，单纯平扫极易漏诊。增强 CT 可以提高小病灶的检出率，尤其是血供情况，帮助鉴别诊断。若肿瘤发生囊样改变，大的病灶因供血不足而发生坏死，中央部分形成液化区，无增强表现，易误诊为卵巢囊肿。

3. MRI

在各种影像学检查方法中，MRI 发现病变最敏感，T1WI 为低信号，T2WI 为高信号。由于肾细胞癌卵巢转移多数为血供较少的肿瘤，转移癌的信号比周围卵巢实质要低。部分高血供的转移灶也可出现亮灯征。

（四）实验室检查

目前对于肾细胞癌卵巢转移尚无明确的实验室检查指标。

八、肾细胞癌卵巢转移的治疗

(一) 外科治疗

1. 肾细胞癌减瘤术

约 1/3 的 RCC 患者在初次就诊时就已经发现有转移（同期转移），40%～50% 的患者在初次诊断以后出现远处转移。肾切除术的价值在于同期转移的肾细胞癌患者中已经进行了回顾性的验证。前瞻性的对照研究也证实了肾切除术的应用价值。最初，肾切除术是为了缓解肿瘤转移患者严重的出血、疼痛及副瘤综合征症状。但在肾切除术后，偶尔会有患者发生转移灶的自发消退，其发生率为 1%～2%。此治疗反应大部分发生在肺部的小转移灶，其疗效维持的中位时间约 6 个月。几项回顾性研究也认为，既往肾切除术对于转移性 RCC 患者来说是一项对预后有益的因素，但也应该注意到存在选择偏倚。10%～30% 的患者在接受减瘤性肾切除术后由于出现并发症或因肿瘤快速进展而不能接受全身系统治疗。

2. 肾细胞癌卵巢转移灶切除术

肾细胞癌卵巢转移患者手术后，与患者长期生存率相关的有利因素包括：肿瘤直径不超过 5 cm，原发灶在左肾，无病间隔大于 24 个月以及肿瘤阴性切缘。这些因素也可以作为肾细胞癌卵巢转移患者是否选择手术的标准。鉴于外科手术是最有效的治疗方法，转移性肾细胞癌如果是实性的或者器官局限性的，外科手术仍旧是治疗的首选方案。关于手术对肺部转移性肾细胞癌疗效的研究最多，因为肺脏是肾细胞癌最常见的转移器官。相比之下，卵巢出现肾细胞癌转移的可能性较小，作为肾细胞癌转移的唯一发生地也罕见。发生卵巢转移通常被认为是预后差的标志，也是进一步广泛转移的警报，相关方面的文献很少。肾细胞癌卵巢转移被认为是肾细胞癌远程转移中预后尤其差的类型，比肾细胞癌肺转移、骨转移还要差。

(二) 化学治疗

至今，已经有多种化学治疗方案被试用于转移性肾细胞癌的治疗，但尚没有有效方案的报道。肾细胞癌被证实是对化学治疗不敏感的肿瘤。新的化学治疗药物对肾细胞癌的疗效仍然不佳，应用新药草酸铂的 FOLFOX-4 方案对转移性肾细胞癌不但没有积极治疗作用，而且还有较强的毒副作用。新药卡培他滨、吉西他滨、依立替康、托泊替康、紫杉醇等对转移性肾细胞癌的作用微乎其微，甚至没有作用。仅有报道吉西他滨和 5-Fu 的联合应用有 17% 的有效率，这对其他的传统化学治疗方案而言是一种进步。

(三) 放射治疗

一直认为肾细胞癌细胞对放射线不敏感，但对于转移性肾细胞癌的远处转移灶，放射治疗仍然可以起到缓解局部症状、改善患者生活质量的作用。肾细胞癌转移灶引起的局部症状可以通过放射治疗进行局部缓解。

（四）免疫治疗（基因治疗、抗血管生成药物治疗）

最近开展的分子靶向治疗对进展期肾细胞癌有效，许多相关的大型临床试验证实此类治疗可以有效延长肾细胞癌的生存率。肾细胞癌可以在自身免疫反应的作用下偶尔出现自发的显著消退。多种细胞因子已经用于转移性肾细胞癌的治疗研究，目前除 IFN-α 和 IL-2 外其余的细胞因子对肾细胞癌细胞的作用均有限。IFN-α 有增强免疫和抗肿瘤血管生成的作用。欧洲已将 IFN-α 用于肾细胞癌的治疗。有报道称，使用 IFN-α 治疗的有效率为 10%～15%，从使用 IFN-α 到出现疗效大约需要 4 个月，完全缓解率（CR）约 2%，但仅有少数患者可以完全缓解超过 1 年。虽然没有明确的剂量 - 疗效反应关系，但目前认为每周 3 次，每次分别应用 5～10 mIU/m 是疗效最好的推荐剂量。由于其有确定疗效，IFN-α 在临床试验中可以成为对照组的标准治疗方法。IL-2 可同时诱导和活化 T 细胞和 NK 细胞，这些活化的免疫细胞可以分泌 IFN-α、TNF、GM-CSF、IL-1 和 IL-6 等细胞因子。IL-2 是目前世界上唯一经过美国食品和药品监督局许可的用于转移性肾细胞癌治疗的细胞因子，其报道的有效率为 15%、完全缓解率为 7%，并且这些得到有效缓解的患者病情稳定、缓解期长。大剂量的 IL-2 可以改善预后，但 IL-2 较大的毒副作用和昂贵的价格，使其并未成为一种理想的治疗方案。因此，许多研究着重在低剂量 IL-2 和 IFN-α 联合应用上。此外，IL-2 可以通过吸入方式给药，可以应用在出现肺转移或纵隔内转移的患者，其有效率为 10%～20%、5 年生存率最高可达到 20%。细胞因子工作组对 IL-2 和 IFN-α 联合应用与单用大剂量 IL-2 进行了对比。结果上，应用高剂量 IL-2 组的患者有 23% 获得阳性反应，而在 IL-2 和 IFN-α 联合应用组有 9% 获得阳性反应。在 IL-2 组中，8 例患者获得 CR，而 IL-2 和 IFN-α 联合应用组 3 例患者获得 CR。阳性反应持续时间和中位生存时间以 IL-2 组占优。研究发现，对没有接受肾切除、卵巢或骨转移的患者，高剂量 IL-2 对患者预后改善较明显，而对已经接受肾切除术且没有卵巢或骨转移的患者，高剂量 IL-2 与 IL-2 和 IFN-α 的联合应用对患者的预后影响相同。目前，对于 IL-2 和 IFN-α 剂量与疗效的关系仍需要前瞻性的随机试验来证实，在这些研究中，患者的选择对预测有效率和生存期是非常重要的。

（五）靶向治疗

在药物靶向治疗应用以前，细胞因子治疗转移性肾细胞癌（mRCC）患者的中位生存期约为 10 个月。而应用靶向药物后，尤其在使用序贯性靶向治疗后，mRCC 患者的无进展生存期（PFS）和总生存期（OS）分别延长至 27 个月和 40 个月。因此，药物靶向治疗已经成为欧美国家治疗 mRCC 的一线方案，目前尚没有单独针对肾细胞癌卵巢转移进行的靶向药物临床研究，因此可参考综合类肾细胞癌远处转移的临床研究进行分析。

1. 舒尼替尼

舒尼替尼是一种多靶点酪氨酸激酶抑制剂，它对血小板来源生长因子受体、血管内皮细胞生长因子受体、干细胞因子受体、FMS 样酪氨酸激酶 3 受体、集落刺激因子 – 1 受体和胶质细胞源性神经营养因子受体等均有抑制作用。舒尼替尼治疗 mRCC 患者非常有效,而且对有恶化特征的患者(ECOG 评分<2、脑转移的、非透明细胞 RCC)和老年患者也有效果,不良反应多数为 1~2 级,通过对症支持和药物减量,绝大多数不良反应可得到控制并耐受。

2. 索拉非尼

索拉非尼也是一种多靶点酪氨酸激酶抑制剂,可选择性地抑制与肿瘤血管生成相关的 VEGF 受体 1、VEGF 受体 2、VEGF 受体 3 和 PDGF 受体,以及与增殖相关的酪氨酸激酶受体(干细胞因子受体、FMS 样酪氨酸激酶 3 受体),也可抑制 Ras 下游的丝/苏氨酸激酶活性,阻断由于 *Ras* 突变而激活的 Ras/Raf/MEK 通路,从而调节细胞的增殖和凋亡。研究证实,索拉非尼能够提高透明细胞 mRCC 患者的 PFS 和 OS,与索拉非尼治疗相关的不良反应多为 1~2 级,多数不良反应可以通过支持对症和药物减量得以控制并耐受。但是,与索拉非尼治疗相关的 PFS 获益(2.7 个月)比舒尼替尼(6 个月)和贝伐珠单抗(4.8 个月)的都少。同样地,OS 获益(3.5 个月)也少于舒尼替尼(4.6 个月)的。因此,索拉非尼可以作为对舒尼替尼和贝伐珠单抗不能耐受的患者的二线治疗药物。

3. 贝伐珠单抗

贝伐珠单抗是针对 VEGF-A 亚型的重组人源化单克隆 IgG1 抗体,通过竞争性抑制 VEGF-A 与其受体 VEGFR-2 的结合,减少肿瘤新生血管的形成。

第十章 骨肿瘤卵巢转移

来源于骨与软骨的恶性肿瘤占全身恶性肿瘤的 0.5%～1%，其主要类型包括骨肉瘤、软骨肉瘤、尤文肉瘤、脊索瘤、骨巨细胞瘤、恶性纤维组织细胞瘤、造血系统肿瘤等。恶性骨肿瘤在人群中的发病率极低，转移部位绝大多数为肺脏，肺外转移极其少见，卵巢就是一处罕见的转移部位。国内外文献对于骨肿瘤卵巢转移的描述及研究并不多见，其绝大多数以个案报道的形式出现，缺乏大样本的临床流行病学研究以及调查。其中，软骨肉瘤、尤文肉瘤、骨巨细胞瘤、恶性纤维组织细胞瘤等恶性骨肿瘤的卵巢转移偶见零星报道或未见报道，无法进行全面、系统的评价。分析其原因可能是恶性骨肿瘤的卵巢转移往往尚未发生，患者就已经死于原发病变或是肺部转移或是其他全身并发症。随着外科手术技术的进步、新辅助化学治疗以及生物制剂的发展，恶性骨肿瘤患者生存率有了显著提升，对于肺部转移病灶的处理也有了明显进步，这使得患者生存期得以延长，卵巢转移的发生率也随之上升。其中，较为突出的是骨肉瘤和脊索瘤。

近年来，骨肉瘤和脊索瘤的转移模式发生了一定改变，肺外转移，尤其是卵巢转移逐渐增多。越来越多的学者对骨肉瘤和脊索瘤卵巢转移的发病情况、组织病理、转移分子机制、临床表现以及治疗和预后进行相关研究。骨肿瘤转移至卵巢的患者往往预后较差，对于卵巢转移病灶的治疗直接影响到患者长期生存率。如何提高骨肿瘤卵巢转移的早期诊断率以及治疗效果已经成为摆在临床医生面前的重要课题。以下重点介绍骨肉瘤卵巢转移。

骨肉瘤是除造血系统肿瘤外最常见的原发恶性骨肿瘤，约占原发骨恶性肿瘤的 20%，可于任何年龄发病，多见于儿童及青少年。特点是恶性细胞产生类骨质，其典型病变累及长骨干骺端。X 线是主要确诊手段，成骨与溶骨多共同存在，常有典型的科德曼（Codman）三角（又称骨膜三角）或日光放射状表现。

一、骨肉瘤分类

骨肉瘤可分为原发性和继发性两类。原发骨肉瘤可分为传统型骨肉瘤、低度恶性髓内骨肉瘤、骨旁骨肉瘤、骨膜骨肉瘤、高度恶性表面骨肉瘤、毛细血管扩张型骨肉瘤和小细胞型骨肉瘤，大多数可归为传统型骨肉瘤。继发性骨肉瘤继发于其他肿瘤，约占 50 岁以上骨肉瘤患者的 50%，常见病因包括佩吉特（Paget）骨病及放射治疗史。

二、骨肉瘤卵巢转移的发病现状

骨肉瘤卵巢转移十分罕见。骨肉瘤的主要转移部位是肺部，最常见的肺外转移部位为骨，其次是软组织、脑、心脏、腹部、淋巴、心脏和口腔等。超过90%的患者死于肺部转移，临床上肺外转移十分少见，大部分通过尸检才得到诊断，转移病灶多发生在肺部转移诊断之后。然而，也有一些研究报告显示，存在孤立性肺外转移，没有肺部浸润的迹象。目前，研究表明，80%～90%的复发仍局限于肺。新型外科技术以及大剂量密集化学治疗使得诊断时病变局限的患者长期生存率达到60%～70%。随着患者生存期的延长以及新的辅助检查（如MRI、SPECT、PET等）的应用，使得骨肉瘤转移播散的模式也在发生改变。

临床上发现越来越多的肺外转移病例。一些流行病学研究人员指出，大多数骨肉瘤伴肺外转移的患者属于晚期复发，这一发生率的上升可能与全身系统化治疗的改善有关，即生存期的延长使骨肉瘤细胞有更多时间生长并在一些不常见部位定植。卵巢是骨肉瘤较为罕见的转移部位，国内外尚没有大样本的临床流行病学研究，因而对于卵巢转移癌病例的描述，往往以个案报道的形式出现。

总体来说，骨肉瘤卵巢转移的临床病例数正在增加，通过对其诊断治疗以改善患者预后成了摆在临床医生面前的重要课题。

三、骨肉瘤卵巢转移的病理学特点

骨肉瘤卵巢转移病灶的组织学典型改变通常与原发病灶类似，病理切片中通常可以观察到不寻常的骨化或是骨样基质产生。卵巢病变的组织切片显示出由恶性肿瘤细胞产生的不寻常骨化，这与骨肉瘤的典型表现一致。在HE染色中，细胞核深染，染色质呈细颗粒状，并显示局灶性粉碎的伪影；可见大量有丝分裂以及局灶性、梭形细胞核；未观察到细胞外基质产生的明显证据；有突出的花环结构，就像神经内分泌癌或是其他花环形状的小圆细胞肿瘤，如尤文肉瘤。这也提示我们应当注意排除其他类似组织形态肿瘤，如小圆细胞癌、尤文肉瘤、横纹肌肉瘤、淋巴瘤以及神经母细胞瘤等。观察组织学中有骨样基质的产生并结合影像学可有力支持小圆细胞骨肉瘤转移诊断。

四、骨肉瘤卵巢转移的分子机制和相关基因

尽管外科技术以及化学治疗已有巨大进步，提高很多保守治疗患者的生存率，然而伴有转移的患者5年生存率仍然不足20%～30%。远处脏器转移是骨肉瘤死亡的主要原因。近几年来，越来越多研究者投身于骨肉瘤卵巢转移的分子机制及研究。通过对卵巢转移分子机制及相关基因的进一步深入研究，越来越多具有应用前景的生物靶向药物得以发现。

（一）血管紧张素Ⅱ受体

血管形成参与了大多数实质肿瘤生长和转移。一些报告表明，血管紧张素Ⅱ激活了某些肿瘤细胞的生长和转移并且通过血管内皮生长因子（VEGF）调节来诱导血管生成。

（二）MTBP 基因

研究者们发现 Mdm2 可抑制 p53 功能，MTBP 纯合子的中断导致早期胚胎死亡，无法被丢失的 p53 所挽救。而 MTBP +/- 小鼠没有肿瘤易感性。当小鼠通过 p53 杂合形成肿瘤易感性，发现 MTBP + p53 +/- 小鼠肿瘤转移发生率明显高于 p53 +/- 小鼠（2.6%）。

（三）CD44 基因

为了检测 CD44 基因在肿瘤发生中的作用，有学者使用 APC 基因突变或是 p53 基因突变最小的小鼠与 CD44 基因敲除小鼠杂交。CD44 基因产物确实不影响肿瘤发生或是生存。但是，CD44 基因中断的小鼠表现出明显的骨肉瘤转移形成的中止。这与 CD44 受体在肿瘤播散中的作用一致。这一结果证实了 CD44 作为转移基因的作用，CD44 缺失可预防肿瘤转移。

（四）尿激酶型纤溶酶原激活物（uPA）

uPA 表达与恶性肿瘤细胞表型密切相关。MNNG/HOS 细胞尿激酶通过促进迁移和选择性黏附影响细胞恶性程度。除了侵袭作用以及基底膜的降解，这些特定的功能同样很显著。

（五）MAS 基因

肾素-血管紧张素系统（RAS）通过经典的血管紧张素转化酶（ACE）和血管紧张素Ⅱ/血管紧张素Ⅰ型受体（AT1R）轴，与许多类型的实体肿瘤转移和增殖相关。AT1R 阻滞剂可减小骨肉瘤的小鼠模型肿瘤体积，降低卵巢、肺转移。该轴的诱导以及增强可能对减少骨肉瘤生长及预防转移有益。这些作用可通过直接使用 Mas 激动剂，或由血管紧张素转化酶抑制剂（ACEI）或 AT1R 激动剂间接阻断经典的 AngⅡRAS 轴得以实现，但 ACEI/Ang（1-7）/Mas 轴在骨肉瘤当中的表达与功能尚待研究。

（六）β-联蛋白

β-联蛋白过度表达预示远处转移病变可能性较小，这可作为一种转移诊断标志物加以研究应用。

五、骨肉瘤卵巢转移的诊断和鉴别诊断

文献中对于骨肉瘤卵巢转移患者症状的描述较少，已报道的部分病例主要表现为持

续性腹胀，也有患者因腹痛、腹腔包块、腹水等就诊。部分患者可无任何临床症状。可出现卵巢增大，表面呈菜花样，囊实性，以实性为主。

骨肉瘤卵巢转移的鉴别诊断主要有以下几个：

1. 未成熟性畸胎瘤

未成熟性畸胎瘤多发于儿童及年轻妇女，肿瘤组织可见3个胚层成分，常见原始软骨岛和未成熟神经外胚叶如神经管等成分。

2. 分化差癌

瘤组织仅由单一的上皮成分组成，呈巢状分布，未见弥漫分布的间叶性肿瘤成分。网状纤维染色示肿瘤细胞巢周围有网状纤维分布。

3. 卵巢和输卵管肉瘤

该肿瘤缺乏上皮性肿瘤成分，与癌肉瘤不同。临床上多因肿瘤组织体积大、取材不充分、未找到上皮性肿瘤成分而误诊为肉瘤。

4. 子宫癌肉瘤转移

结合临床病史及影像学综合分析。

六、骨肉瘤卵巢转移的治疗

（一）化学治疗

骨肉瘤发生卵巢转移时可以采取化学治疗，通过化学治疗能够杀灭微小的病灶以及转移的病灶，但在进行化学治疗时，需要结合患者的耐受情况，制订合理的化学治疗计划，提高患者的远期生存率。此外，由于缺乏大数据的临床研究，一线化学治疗方案尚无定论，目前多采用以铂类为基础的联合化学治疗方案。常用的化学治疗方案有：①紫杉醇+卡铂；②异环磷酰胺+顺铂；③异环磷酰胺+紫杉醇；④紫杉醇+异环磷酰胺+卡铂。目前还需更多的研究确定最佳化学治疗方案，以提高临床疗效。

（二）放射治疗

放射治疗对局部控制可能有良好效果，术后联合放射治疗和化学治疗的患者的生存率可能高于单纯放射治疗或化学治疗者。化学治疗联合点阵放射治疗（LRT）是一种新的局部放疗技术，在肿瘤内给予高剂量辐射杀伤肿瘤细胞，对周围正常组织损伤小，可用于治疗直径大于6 cm的肿瘤。

（三）靶向治疗

由于传统治疗效果欠佳，近年有许多针对提高疗效的生物靶向治疗的研究正在进行。肿瘤免疫治疗正在迅速发展。肿瘤诱导的免疫抑制不仅能促进肿瘤发展，还能抑制抗肿瘤治疗效果。程序性死亡配体1（PD-L1）在多种肿瘤中均有表达，与其受体程序性死亡蛋白1（PD-1）结合，激活PD-1/PDL-1信号通路，抑制效应T细胞活性，产生免疫抑制，阻断该通路可增强机体内源性抗肿瘤免疫应答。其他靶向治疗方案还在探索中。

（四）对癌性疼痛的治疗

骨肉瘤发生卵巢转移时，如果造成癌性疼痛，可在医生指导下服用镇痛类药物缓解。早期时可给予阿司匹林、布洛芬等药物；若疼痛症状较为明显，可给予曲马多等药物；对于疼痛症状特别严重者，可给予哌替啶、吗啡等药物。

（五）手术治疗

骨肉瘤发生卵巢转移时可对转移灶进行治疗，采取手术切除部分卵巢组织。应行全面分期手术，晚期肿瘤细胞减灭术仍是主要的治疗方法。满意的肿瘤细胞减灭术定义为手术后最大残余灶直径小于 1 cm。满意的肿瘤细胞减灭术可能改善患者预后，手术过程中应尽可能使残留病灶达到最小，以延长患者生存期。

第十一章　乳腺癌卵巢转移

一、概述

乳腺癌远处转移是晚期乳腺癌患者死亡的主要原因，乳腺癌最常见的转移部位包括肝、肺、骨和脑，卵巢转移相对罕见，但转移机制仍在探索。更多证据认为，转移灶与原发性乳腺癌细胞经脉管向远处扩散，在卵巢中定植，最终形成继发性卵巢癌。大量非编码 RNA 参与转移形成的过程，MicroRNA 是肿瘤转移的调节剂，环状 RNA 和长链非编码 RNA 可以充当 MicroRNA 海绵或在某些转移途径中起重要作用。例如，circIRAK3 使 miR-3607 海绵化，从而促进乳腺癌细胞的迁移和侵袭。尚未发现乳腺癌卵巢转移形成的特定标志。

乳腺癌卵巢转移具有独特的临床病理特征：发生乳腺癌卵巢转移的患者中绝经前女性占多数，激素受体阳性所占比例较高；且以浸润性导管癌较多，临床上多无明显症状，少数患者表现出阴道流血、腹水、骨盆疼痛等症状。转移灶多为实性结节，且高度血管化，转移性病变主要位于卵巢髓质和/或皮质，并表现为孤立的结节或多个离散的结节散布在正常的卵巢组织中。超过 50% 为双侧卵巢转移。乳腺癌卵巢转移的早期确诊率并不高，术前的影像学检查及临床症状没有特异性，容易漏诊。

二、乳腺癌卵巢转移的诊断

（一）临床表现

乳腺癌卵巢转移和其他的实体肿瘤卵巢转移的临床特点类似。一般早期病灶可无任何临床症状。随着病情进展，患者出现发热、乏力、食欲不振、腹胀、体重下降和卵巢功能受损等表现时，提示出现卵巢转移病灶，但病情已较严重。当出现腹水、卵巢肿块等临床症状和体征时已属晚期，通常已经难以控制。

（二）影像学检查

对于诊断明确的乳腺癌及综合治疗后的随访期应常规检查卵巢，以便能在出现卵巢转移的较早阶段确诊，这也是能够进行外科干预的最佳时期。而影像学检查是乳腺癌卵巢转移最常用的临床有效检查方法。

1. B 超

B 超诊断卵巢转移瘤具有较高价值。卵巢转移一般表现为低回声结节，典型者为圆形，呈不均质低回声，边界清楚，肿物与脂肪卵巢之间的回声差异较明显，常无低回声晕环。无脂肪卵巢背景的卵巢转移超声图像常表现为牛眼样结构。超声引导经皮卵巢占位穿刺细胞学和组织学检查是对卵巢转移灶确切诊断的方法，特点是简便、安全、快速、微创、有效。而术中超声对于精确定位小的卵巢转移病灶和指导手术具有重要作用。

2. CT

CT较B超拥有较高的分辨率，能显示病变的形态、范围、结构及密度等改变。结合造影强化动态扫描，可以分辨血运相对较少的转移性病变，有利于发现小的卵巢转移灶。

3. MRI

核磁共振检查具有很高的分辨率，且无辐射、无造影剂变态反应等。而且可用于鉴别卵巢肿块的良、恶性，是目前临床应用最准确的影像学检查。卵巢转移灶在MRI平扫中大多呈圆形、类圆形，T1WI等或略低信号，T2WI稍高信号，部分病灶中心可见坏死，边界欠清。

4. PET-CT

PET-CT是一种功能性显像诊断技术，能够识别肿瘤细胞的生理、生化变化。采用双时相显像法可以更好地检测乳腺癌的卵巢转移病灶。PET-CT可评估卵巢转移灶选择性内放射治疗后放射性粒子的分布。

（三）实验室检查

血清肿瘤标记物CEA和CA15-3在监测乳腺癌病情和对治疗的反应方面有一定意义。

三、乳腺癌卵巢转移的鉴别诊断

乳腺癌卵巢转移与原发性卵巢癌的鉴别方法如下。

（1）乳腺癌卵巢转移的时间间隔较长。1项纳入116例乳腺癌患者的研究中，109例乳腺癌卵巢转移患者，从初步诊断到确诊为卵巢转移的时间间隔接近3年，有7例甚至超过10年，平均时间间隔约5年。

（2）BRCA基因突变的乳腺癌患者发生原发性卵巢癌的概率相对较高。乳腺癌卵巢转移中BRCA突变概率通常小于20%，低于原发性卵巢癌患者。有研究显示，携带BRCA 1/2突变基因的患者，乳腺癌和卵巢癌发生的风险分别增加至4～6倍和10倍；携带BRCA1突变基因的患者，发生乳腺癌和卵巢癌的风险分别为60%～65%和40%～60%；携带BRCA2突变基因的患者发生乳腺癌和卵巢癌的风险分别为45%～55%和11%～16.5%。CA15-3、CA125、CEA的敏感度和组织特异度通常小于25%，不能作为乳腺癌复发、转移的准确指标。

组织学蛋白测定如GATA结合蛋白3（GATA3）、乳房珠蛋白（MGB）和巨囊性病液体蛋白15（GCDFP-15）可用于判断有无乳腺癌卵巢转移。GATA3是多功能的锌指转录因子，调控乳腺发育和腔上皮细胞分化，参与乳腺癌的生长、分化增殖和转移。低表达 GATA3 可抑制乳腺癌转移，改变乳腺癌的肿瘤环境。GATA3 减少肿瘤血管和巨噬细胞浸润，促进转化并促进细胞侵袭，并与血管生成、炎症细胞聚集和 ER 的高表达有关，通过非细胞自主机制（如血管的生成、炎症、细胞外基质的再生）和细胞自主机制（如增加细胞黏附）促进原发性肿瘤的分化，限制转移。研究表明，大多妇科肿瘤不表达GATA3，可用于与卵巢癌相鉴别，GATA3 的敏感度高于 GCDFP-15 和 MGB。

四、乳腺癌卵巢转移的治疗

对于乳腺癌卵巢转移的患者来说，手术是最主要的治疗方法。绝经前发生乳腺癌卵巢转移的 ER（+）患者，建议接受化学治疗加内分泌治疗，治疗方式包括芳香化酶抑制剂+卵巢功能抑制剂或卵巢去势。对于细胞减灭术，其治疗效果存在争议。接受双侧卵巢切除术或输卵管卵巢切除术可以提供病理诊断，同时达到去除转移性肿瘤的目的。

（一）外科治疗

由于乳腺癌卵巢转移全身治疗的效果欠佳，临床医生正探索各种外科治疗或联合治疗措施。乳腺癌卵巢转移的外科治疗经历了探索、质疑和发展的过程。随着诊断和治疗技术的提高，对乳腺癌卵巢转移行外科干预治疗的报道日见增多，研究显示对部分乳腺癌卵巢转移病例予以恰当的外科治疗可能改善预后、延长生存期，是有效的治疗手段。其中对于无其他部位转移且卵巢转移病灶较局限者，外科治疗可能取得更好的预后效果。而对于因各种原因不能手术或不便手术的患者，可积极探索和尝试与外科技术相关的各种介入治疗。卵巢转移肿瘤切除是目前治疗效果最好的外科治疗措施，尤其是对无其他部位远处转移者行卵巢转移肿瘤切除可能使其获得长期存活。对可手术切除的卵巢转移癌，无论是行扩大切除，还是卵巢叶切除或区段切除术，手术治疗的效果均明显优于非手术治疗。

1. 适应证

目前，乳腺癌卵巢转移的手术切除率并不高，主要选择局灶性卵巢转移者作为手术对象。但在外科手术经验丰富的医院，对卵巢转移肿瘤数量较多或肿瘤较大而转移部位较局限者仍主张行手术治疗，即使对转移肿瘤数多于 5 个或转移肿瘤最长径大于 5 cm 的患者进行外科治疗，亦可提高术后存活率和中位生存期。然而，多数患者当明确有卵巢转移时，常已经失去外科治疗的最佳时机。目前的报道多为单中心小样本量回顾性研究，以临床疗效观察和手术方式改良的探索等经验总结为主，且手术并发症发生率相差较大。因此，仍应加强手术治疗的适应证、术式选择原则以及相关综合治疗措施制定的相关研究。

2. 手术方法

根据乳腺癌的卵巢转移灶情况决定手术方式。

（二）化学治疗

与其他部位转移相比，乳腺癌卵巢转移对化学治疗、内分泌等全身治疗的反应差，生存时间一般短于常见的其他部位转移（如软组织、骨、肺及胸膜转移），是重要的预后不良因素之一。但是目前对于乳腺癌卵巢转移的化学治疗没有成熟的方案，沿用的是和乳腺癌化学治疗基本类似的方案。

（三）中医中药治疗

根据肿瘤疾病的寒热表现及患者自身阴阳盛衰的特点，辨证施药，从组方、筛方到实验，制定出各种抗癌方药，如乳腺癌卵巢转移予血虚药膳、肺转移予气虚药膳等。其优势主要有亦食亦治、疗效确切、无副作用、应用广泛、原料充足、制作方便、便于久服。

1. 常用方法

（1）脾胃虚弱证治法。

功效：益气健脾，温阳补肾。

推荐方药：参苓白术散或补中益气汤加减。

组方：黄芪、党参、白术（炒）、茯苓、山药、薏苡仁、陈皮、神曲（炒）、麦芽（炒）、谷芽（炒）、菟丝子、女贞子、肉苁蓉等。

（2）阴虚津亏证治法。

功效：滋阴养阴。

推荐方药：沙参麦冬汤、大补阴丸、一贯煎或增液汤等加减。

组方：生地黄、熟地黄、天冬、麦冬、知母、天花粉、石斛、玄参、党参、龟甲（先煎）、陈皮、甘草。

（3）气血两虚证治法。

功效：益气养血。

推荐方药：八珍汤、人参养荣汤、十全大补汤或当归补血汤等加减。

组方：黄芪、党参、当归、熟地黄、白芍、白术、茯苓、五味子、远志（灸）、酸枣仁、鸡血藤、桂心（后下）等。

（4）肝肾虚证治法。

功效：补益肝肾。

推荐方药：左归丸、六味地黄丸、龟鹿二仙胶或金匮肾气丸等加减。

组方：熟地黄、山药、枸杞子、牛膝、菟丝子、鹿角粉（冲服）、生龟甲（先煎）、党参、阿胶（烊化）、肉苁蓉、何首乌（制）等。

（5）肝气郁结证治法。

功效：疏肝解郁，化痰散结。

推荐方药：逍遥散或疏肝解郁散等加减。

组方：柴胡、枳壳、陈皮、香附、郁金、当归、白芍、瓜蒌、白术（炒）、延胡索、茯苓、浙贝母、甘草等。

2. 辨病用药

在辨证论治的基础上，加用2～3味具有明确抗癌作用的中草药，如白花蛇舌草、白石英、半枝莲、半边莲、鱼腥草、金荞麦等。

3. 针灸疗法

对于肿瘤患者的疼痛、发热、腹胀、便秘、尿闭、失眠多梦、月经失调等症状，通过针灸疗法，运用循经取穴，予适当手法，可收到减轻症状的效果。

常用灸位：乳根、肩井、膻中、三阴交、足三里、心俞、脾俞、膈俞。配穴：外俞、秉风、魄户、神堂、胆俞。并可配合耳穴压豆法治疗。虚寒者可加用灸法，穴位同上。

第十二章 女性生殖系统肿瘤卵巢转移

一、常见的女性生殖系统肿瘤

常见的女性生殖系统肿瘤有妊娠滋养细胞疾病、宫颈癌、子宫内膜癌、子宫肉瘤、原发性输卵管癌、外阴恶性肿瘤。

女性生殖系统肿瘤的转移以腹腔壁层腹膜、腹腔脏器的浆膜种植转移及局部直接浸润为主，其次为淋巴引流扩散。某回顾性研究证实，女性生殖系统肿瘤卵巢转移占同期病例的6.9%，这并不少见。

（一）妊娠滋养细胞疾病

妊娠滋养细胞疾病（gestational trophoblastic disease，GTD）是一组来源于胎盘部位滋养细胞的疾病，包括葡萄胎、侵蚀性葡萄胎、绒毛膜癌（简称绒癌）及胎盘部位滋养细胞肿瘤。2000年，国际妇产科联盟（International Federation of Gynecology and Obstetrics，FIGO）妇科肿瘤委员会建议将侵蚀性葡萄胎和绒癌合称为妊娠滋养细胞肿瘤（gestational trophoblastic neoplasia，GTN）。妊娠滋养细胞肿瘤在我国发病率较高，占女性生殖道恶性肿瘤的2%~10%，北京协和医院的报道为15%~20%。妊娠滋养细胞肿瘤易发生血行转移。据相关报道，妊娠滋养细胞肿瘤卵巢转移的发生率为2%~27%。

（二）宫颈癌

宫颈癌是最常见的妇科恶性肿瘤之一，我国每年新增宫颈癌病例约13.5万例，占全球发病数量的1/3。宫颈癌以鳞状细胞癌为主，高发年龄为50~55岁。近40年由于宫颈细胞学筛查的普遍应用，宫颈癌和癌前病变得以早期发现及治疗，其发病率和病死率亦明显下降，其血行播散较少见，卵巢转移较晚。根据FIGO的定义，合并卵巢转移者属宫颈癌ⅣA期，患者5年生存率低于5%，相关发病率的报道很少。

（三）子宫内膜癌

子宫内膜癌是发生于子宫内膜的一组上皮性恶性肿瘤，以来源于子宫内膜腺体的腺癌最常见。子宫内膜癌占女性生殖道恶性肿瘤20%~30%，近年来发病率在世界范围内呈上升趋势。

（四）子宫肉瘤

子宫肉瘤较少见，恶性程度高，国内报道，其约占女性生殖道恶性肿瘤的0.83%，国外报道，子宫肉瘤约占子宫恶性肿瘤的4.5%。子宫肉瘤来源于子宫肌层、肌层内结缔组织和子宫内膜间质，也可继发于子宫平滑肌瘤。各类型肉瘤的发病年龄不同，多见于40～60岁女性。子宫肉瘤组织成分繁杂，分类繁多。关于子宫肉瘤的分类，目前仍未统一，有的按发生部位进行分类（如子宫平滑肌肉瘤、子宫内膜间质肉瘤、淋巴肉瘤及未分类肉瘤等），也有的按肉瘤的组织成分分类（如单纯型肉瘤、混合型肉瘤）。其术后复发率较高，对放射治疗和化学治疗不敏感，病死率高。

（五）原发性输卵管癌

原发性输卵管癌约占女性全身恶性肿瘤0.5%。发病高峰年龄为52～57岁。其生物学性质及治疗与卵巢癌相似。

（六）外阴恶性肿瘤

外阴恶性肿瘤约占女性全身恶性肿瘤的1%，占女性生殖道恶性肿瘤的3%～5%，多见于60岁以上女性，以鳞状细胞癌最常见。其他有恶性黑色素瘤、基底细胞癌、前庭大腺癌等。

（七）原发性阴道癌

原发性阴道癌发病率很低，约占女性生殖道恶性肿瘤的2%。有报道称，原生性阴道癌5年生存率为55.0%～69.8%。

二、宫颈癌卵巢转移

（一）宫颈癌卵巢转移的概述

（1）发病年龄。国内报道宫颈癌卵巢转移患者年龄在30～50岁，平均44.4岁。国外报道宫颈癌卵巢转移患者的年龄在29～73岁，平均46.6岁。

（2）宫颈癌卵巢总转移率。宫颈癌转移至卵巢临床上并不多见，综合国内外报道，宫颈癌卵巢转移率在0.12%～2.22%。

（3）不同病理类型宫颈癌的卵巢转移率。大多数报道显示，宫颈腺癌转移率高于宫颈鳞癌。文献报道宫颈腺癌卵巢转移率为1.81%、宫颈鳞癌为0.07%。

（4）转移部位。单侧或双侧卵巢均可出现肿瘤转移，同时可能伴有其他部位的转移以及存在远处转移。据国外报道，50%以上为双侧卵巢转移，并可侵及大网膜。国内报道17例患者中单侧卵巢转移占35.29%（6例），双侧卵巢转移占64.71%（2例），其中除4例Ⅰ、Ⅱ期患者仅发生卵巢转移外，其余的13例患者同时累及宫旁、宫体及盆腹腔淋巴结或肺、骨等远处转移。

（5）宫颈癌根治术后保留卵巢出现卵巢转移的特点。宫颈癌患者保留卵巢功能的手术近年来方兴未艾。ⅠA 至ⅡA 期的早期宫颈鳞癌患者可保留卵巢功能的观念已得到公认，但对腺癌患者是否保留卵巢则有不同的观念，少部分人认为应当切除双侧卵巢。目前，绝大多数意见倾向于ⅠB 期以内的腺癌患者可保留卵巢。然而保留的卵巢亦可出现肿瘤转移，国外已陆续报道。国外学者等报道了 1 例ⅠB1 期宫颈腺癌患者行根治性宫颈切除术后保留的卵巢出现癌转移的病例。

（二）宫颈癌卵巢转移的病理特点

宫颈癌根据肿瘤的组织来源，主要病理类型为鳞状细胞癌、腺癌和未分化癌。以往鳞状细胞癌最多见，约占 90%；腺癌次之，约占 5%；其余为混合癌，较少。乳头状鳞癌、乳头状腺癌、子宫内膜样腺癌、透明细胞癌等在临床上均少见。

(1) 外观。卵巢多表现为正常或有增大，出现囊肿及实性肿块。转移性卵巢肿瘤直径可达到 30 cm。有学者报道过 2 例宫颈癌淋巴管浸润导致双侧卵巢转移且引起卵巢重度水肿的罕见病例，1 例单侧卵巢水肿，直径为 5.8 cm，外面被纤维素层包裹，切面水肿，呈黄褐色；另一例双侧卵巢水肿，左、右侧卵巢的最大直径分别为 6 cm、7 cm，囊壁光滑，内容物混浊，切面苍白，呈实性并含有黏液。

(2) 显微镜。宫颈鳞癌、腺癌均可转移至卵巢，腺癌的主要组织学类型有 3 种：黏液腺癌；宫颈恶性腺瘤，属高分化宫颈内膜腺癌；宫颈腺鳞癌。在转移的卵巢组织中显微镜下可见到与原发灶相同或相似的癌灶。

（三）宫颈癌卵巢转移的途径

1. 直接蔓延

癌组织局部浸润，向邻近器官及组织扩散。向下累及阴道壁，向上由宫颈管累及宫腔及附件；癌灶向两侧扩散可累及主韧带及阴道旁组织直至骨盆壁等。国外学者报道 1 例ⅢB 期宫颈癌患者施行手术过程中发现肿瘤转移到阔韧带、双侧卵巢及输卵管，而淋巴结为阴性，说明肿瘤可通过直接蔓延而转移到卵巢。

2. 淋巴转移

癌灶局部浸润后累及淋巴管，形成癌栓，并随淋巴液引流进入局部淋巴结经淋巴引流扩散。有宫颈癌淋巴管浸润导致双侧卵巢转移的病例报道，支持淋巴转移观点。

3. 血行转移

宫颈癌极少通过血行转移，一般是晚期宫颈癌转移至肺、肝或骨骼等远处。研究发现血管浸润是卵巢转移的显著性因素，推测宫颈癌有可能经血行转移而至卵巢。

（四）宫颈癌卵巢转移的诊断与鉴别诊断

一般情况下，患者是因宫颈癌的相关症状（如阴道流血或阴道排液等）就诊，经过手术及病理检查得以诊断。也有患者因腹痛、盆腔痛或盆腔肿块就诊，再经手术及病理检查确诊。而保留的卵巢出现癌转移则是术后复查过程中通过妇科检查或影像学检查（如 CT、MRI）等发现的。

宫颈癌卵巢转移与原发性卵巢癌的鉴别诊断：多数情况下通过仔细的病理检查，不难鉴别两者。上皮性卵巢癌可能是卵巢以外癌的继发表现，因此导致转移性卵巢上皮癌与原发性卵巢癌易混淆。据报道，临床上可见先发现卵巢转移癌，后发现原发灶是宫颈内膜腺癌的病例，也可见卵巢转移癌与宫颈内膜腺癌同时出现的情况。这种情况下鉴别卵巢癌是原发性的还是转移性的存在一定的困难。除了常规的病理检查以外，通过原位杂交或 PCR 检测及免疫组织化学方法可进一步鉴别。据报道，90% 的宫颈内膜腺癌与高危型人乳头瘤病毒（HPV）相关，很少转移至卵巢。在宫颈肿瘤和卵巢肿瘤标本中同时检测到相同的 HPV 类型则说明肿瘤来源于宫颈，通过免疫组化方法检测激素受体发现，原发性卵巢癌雌激素受体（ER）和孕激素受体（PR）多为阳性，而宫颈癌卵巢转移的标本的雌孕激素受体多为阴性；HPV 检测阳性的宫颈内膜腺癌患者其卵巢肿瘤组织中免疫组织化学染色 p16 染色阳性表达说明卵巢肿瘤是转移性的。另有报道，原发性卵巢黏液癌或子宫内膜样癌卵巢标本中免疫组织化学染色 p16NKA 阳性，而 PCR 检测 HPV-DNA 阴性。

（五）宫颈癌卵巢转移的治疗

目前宫颈癌的主要治疗方法为手术、放射治疗及化学治疗，可根据具体情况配合应用。应根据临床分期、年龄、全身情况制订治疗方案，选用适宜措施，重视个别对待及首次治疗。宫颈癌卵巢转移患者的治疗遵循上述治疗原则，同时兼顾转移灶的治疗。因此对于Ⅰ期至ⅡA期宫颈癌卵巢转移患者，除了行广泛性全子宫切除术、双侧附件切除术及盆腔淋巴清扫术，术后还应根据具体情况给予放射治疗和（或）化学治疗。而对ⅡB期以上怀疑有卵巢转移的患者，可剖腹探查行双侧附件切除术，术后放射治疗，必要时联合化学治疗。对于宫颈癌术后保留子宫的卵巢癌转移治疗上仍以放射治疗与化学治疗为主，必要时再次手术。

1. 手术

单纯手术者极少，绝大多数需在术后辅以放疗或化疗。国外报道 1 例罕见的ⅢB期宫颈癌合并双侧输尿管梗阻的患者，成功地接受了全盆腔脏器切除术，术中发现肿瘤侵犯双侧卵巢及输卵管，其手术效果比较理想，随访其无瘤生存至少 8 年。

2. 手术 + 放射治疗或化学治疗

这是大多数宫颈癌卵巢转移患者采用的治疗方法。据报道，6 例宫颈癌患者（Ⅱ期 4 例、Ⅲ期 2 例）因发现卵巢肿物而行双侧附件切除，术后病理检查均提示卵巢转移，术后给予体外加腔内放疗。另据报道，6 例行宫颈癌根治术 + 卵巢移位术的患者，因发现卵巢转移均接受了 MEP 方案（丝裂霉素 C、依托泊苷及顺铂）化学治疗，其中 3 例取得了良好的治疗效果，2 例在化学治疗后两年再次出现复发，另 1 例病情进展迅速。

3. 手术 + 放射治疗 + 化学治疗

对于手术 + 放射治疗或化学治疗后病灶仍未控制者可采用三者联合的治疗方法。据报道，1 例Ⅱ期宫颈癌患者行广泛性全子宫切除术 + 双侧附件切除术的术后病理检查发现卵巢转移，遂给予全盆腔放射治疗，3 年后患者发生肺转移，再给予丝裂霉素、5-Fu 及长春新碱化疗 2 个疗程。

（六）宫颈癌卵巢转移的预后

宫颈癌发生卵巢转移的患者一般预后不良，绝大多数患者在5年以内死亡。一份调查结果显示，中国宫颈癌患者的5年生存率是79%，在日本为72%，欧洲的报道结果为62%；而同期中国宫颈癌卵巢转移患者的5年生存率仅为39.44%。国内报道17例宫颈癌卵巢转移患者5年生存率为32.33%。基于此，有观点认为卵巢转移是宫颈癌的一个预后不良因素。

三、子宫内膜癌卵巢转移

（一）子宫内膜癌卵巢转移概述

1. 子宫内膜癌流行病学

据报道，截至2020年，子宫内膜癌已成为欧洲最常见的妇科恶性肿瘤，发病率为31.2%，5年患病率为34.1%。在中国，子宫内膜癌也高居女性生殖系统恶性肿瘤第二位。近年来，由于高脂高热饮食和低运动量生活方式，子宫内膜癌在我国的发病率也呈现上升趋势。既往认为，子宫内膜癌好发于围绝经期及绝经后女性，但近些年研究发现确诊年龄小于45岁的病例越来越多；数据显示，49岁以下女性发生子宫内膜癌的概率为0.3%，这一现象必须要引起警惕。此外，随着越来越多的绝经前女性被诊断为子宫内膜癌，能否保留卵巢成为我们需要关注的问题。因此，关注子宫内膜癌患者淋巴结转移及卵巢转移风险有着重要的临床意义，能帮助手术决策，指导进一步辅助治疗，且具有明确的预后价值。

2. 子宫内膜癌发生卵巢转移的影响因素

一项纳入802名患者的回顾性研究表明，非子宫内膜样腺癌、累及淋巴结、组织学3级、淋巴脉管间隙浸润和深肌层浸润均与附件转移具有显著的统计学相关性。其他研究也证实深肌层浸润、淋巴脉管间隙浸润、未分化的非子宫内膜样腺癌和组织学分化水平是子宫内膜癌发生卵巢转移的危险因素。除去病理资料外，血清血指标和免疫组化指标也可能与卵巢转移有关。来自中国的回顾性研究结果显示，CA125水平升高和ER受体染色阴性者发生子宫内膜癌卵巢转移的风险显著增加。在一项1 346例研究对象中，共38例术后病理确证卵巢转移，占总体的2.82%。一项关于子宫内膜癌卵巢转移的荟萃分析结果表明，子宫内膜癌患者中卵巢转移的发生率2.05%～8.10%。在一项回顾性研究中，提及卵巢转移的发生率为4.7%。目前报道，可能影响卵巢转移的因素主要有组织学等级、子宫肌层浸润、发病年龄、腹水细胞学阳性结果、宫颈浸润、子宫浆膜浸润、病理类型及CA125水平等。

（二）子宫内膜癌卵巢转移的病理特点

子宫内膜癌保留有米勒管多向分化潜能，因此在子宫内膜癌中出现多种分化的组织成分。各种成分出现概率差异较大，大多数肿瘤组织只有一种与子宫内膜腺体相似的腺癌成分，称为子宫内膜样腺癌。也可见完全由米勒管向子宫内膜以外的女性生殖道其他部位分化的另一种组织类型的癌，如浆液性腺癌、透明细胞腺癌、黏液性腺癌、鳞状细胞癌等。大多数子宫内膜癌生长缓慢，部分特殊病理类型的内膜癌（如浆液性乳头状腺癌、小细胞腺癌、腺鳞癌）和低分化癌可发展很快，短期内出现转移。卵巢转移病灶肉眼观多为灰白色结节、质地较硬、多呈膨胀性生长，与周围卵巢组织有明显分界。转移灶可为单发或多发，大小不一，多为弥散多发结节。

（三）子宫内膜癌卵巢转移的诊断

多数子宫内膜癌卵巢转移患者无转移相关症状，子宫内膜癌卵巢转移的诊断标准于1983年由Young等人提出，沿用至今。随着子宫内膜癌发病的年轻化，卵巢及生育能力保存得到了广泛关注，也对卵巢恶性肿瘤治疗提出了要求。

1. 超声

超声在可疑卵巢转移的病例中是首选检查方法，有助于卵巢疾病的诊断和鉴别诊断。卵巢转移肿瘤的超声形态学特征基于原发肿瘤类型和病变的继发变化。小的转移灶与原发灶是同质的，但转移灶继续生长则声像强弱会有变化。低回声的转移灶更常见。随着转移时间的进展，回声增加集中，这是由肿瘤组织具有高密度的新血管形成所致。在快速增长的中心转移灶常发生坏死，有时导致信号类似于良性囊肿。退行性肿瘤中心囊性改变亦可能是因为继发感染或脓肿。

2. CT

CT通常对较大病灶的检出率较高，敏感性为85%～93%。

（四）子宫内膜癌卵巢转移的治疗及预后

1. 全身静脉化学治疗

对于卵巢转移的患者，首选以铂类为基础的联合化学治疗，一般以6～8个疗程为宜。目前，治疗肿瘤的卵巢转移的标准方法为满意的肿瘤细胞减灭术及术后配合紫杉醇配伍卡铂（即TC化学治疗方案）的足疗程化学治疗，TC方案成为标准的一线化学治疗模式。铂类的应用大大提高了卵巢癌患者的生存率，但TC方案化学治疗对不同病理类型的转移性卵巢肿瘤的有效率不同。美国国立综合癌症网络（NCCN）发布的指南建议，铂类敏感性复发患者仍可选择以铂类药物为基础的联合化学治疗，而铂类耐药复发者则选择作用机制完全不同的其他二线药物，其包括脂质体多柔比星、拓扑异康、奥沙利铂等单药，或联合用药。长期使用一种化学治疗方案，肿瘤不仅会产生耐药性，且对患者累积的持续的外周神经毒性较重，进而严重影响患者的生活质量。因此，在治疗肿瘤的同时要减少毒副作用，保持组织器官的功能，提高患者的生存质量，这是妇科恶性肿瘤的治疗趋势。

2. 手术

手术治疗子宫内膜癌的术式选择有争论，但普遍认为对Ⅰa期G1的早期子宫内膜癌行"全子宫加+附件切除术"应视为标准的手术方式；对Ⅰa期G2、G3和Ib期子宫内膜癌应行"全子宫加双附件+腹膜后淋巴结清扫术"，尤其是对病理分化程度低、深肌层浸润、高危病理类型、盆腔淋巴结及远处有转移等子宫内膜癌高危因素的患者原则上要行盆腔淋巴结清扫术。年轻子宫内膜癌患者保留卵巢对于提高术后生活质量很重要。早期子宫内膜癌累及卵巢的概率较小，依照现行的子宫内膜癌治疗规范，Ⅰ期子宫内膜癌也应行双附件切除。卵巢切除显然会使年轻患者丧失生育功能，也会导致围绝经期症状的出现和提前进入围绝经期。术后的激素替代治疗使内膜癌患者的预后相对较好。术后辅助以高效孕激素治疗和卵巢保留也被认为是恰当的。有学者对子宫内膜癌卵巢转移的高危因素的研究发现，卵巢转移多限于有高危因素者，因此45岁以下的年轻患者，若在早期或中晚期子宫内膜癌中不存在以上高危因素，可以考虑保留卵巢。

3. 其他治疗

晚期肿瘤的治疗仍强调综合治疗。近年来，靶向药物的研究成为热点。根据肿瘤作用靶点研究的药物，如肿瘤细胞分化诱导剂、生物反应调节剂、化学治疗增敏剂、光敏剂、血管生成抑制剂等，已开始进入临床前期或临床研究阶段。其临床疗效及相关副作用还有待进一步验证。

4. 中医中药治疗

中医中药在晚期肿瘤治疗过程中的作用日益被关注。辨证应用中医中药治疗晚期肿瘤，除了可配合手术及化学治疗，对抗其并发症、毒副作用外，还可能诱导细胞凋亡，有直接杀伤肿瘤细胞的作用。近年来，通过中医中药的治疗提高生存率及改善患者的生活质量，将成为治疗晚期肿瘤的重要目标。

5. 支持疗法

如果患者的一般情况尚好，摄入及消化功能正常，则增加摄入高蛋白、高热量及高维生素的饮食即可。术后化学治疗、放射治疗时，胃肠反应较重者，或术后摄入较少者，每日可经外周静脉补充部分葡萄糖溶液，以减少机体内蛋白质的分解和消耗。若手术时间长，术后化学治疗、放射治疗反应严重，出现厌食、腹泻或术前已有严重营养不良存在（如腹水、消瘦、贫血、水肿等）者，更应加强营养支持，以恢复患者的抵抗力及对各种治疗的耐受力。补充营养的途径，尽量选择经胃肠途径，昏迷患者可用鼻饲管法。若不能采用经胃肠途径补充营养者，则可采用胃肠外途径。

参 考 文 献

[1] 王锡山, 孙力, 崔书中, 等. 中国结直肠癌卵巢转移诊疗专家共识（2020 版）[J]. 中华结直肠疾病电子杂志, 2020, 9（2）: 115-121.

[2] 夏蛮, 左朝晖, 蔡净亭, 等. 胃源性转移性卵巢癌的治疗和预后（附 49 例分析）[J]. 中国现代手术学杂志, 2016, 20（1）: 51-54.

[3] AGNES A, BIONDI A, RICCI R, et al. Krukenberg tumors: seed, route and soil [J]. Surgical oncology, 2017, 26（4）: 438-445.

[4] Al-AGHA O M, NICASTRI A D. An in-depth look at Krukenberg tumor: an overview [J]. Archives of pathology & laboratory medicine, 2006, 130（11）: 1725-1730.

[5] BAILEY J M, SINGH P K, HOLLINGSWRTH M A. Cancer metastasis facilitated by developmental pathways: sonic hedgehog, notch, and bone morphogenic proteins [J]. Journal of cellular biochemistry, 2007, 102（4）: 829-839.

[6] BAKKERS C, VAN DER MEER R, ROUMEN R M, et al. Incidence, risk factors, treatment, and survival of ovarian metastases of colorectal origin: a dutch population-based study [J]. International journal of colorectal disease, 2020, 35（6）: 1035-1044.

[7] BLEICHER R J, ALLEGRA D P, Nora DT, et al. Radiofrequency ablation in 447 complex unresectable liver tumors: lessons learned [J]. Annal of surgical oncology, 2003, 10（1）: 52-58.

[8] BOJALIAN M O, MACHADO G R, SWENSEN R, et al. Radiofrequency ablation of liver metastasis from ovarian adenocarcinoma: case report and literature review [J]. Gynecologic oncology, 2004, 93（2）: 557-560.

[9] BOLTON J S, FUHRMAN G M. Survival after resection of multiple bilobar hepatic metastases from colorectal carcinoma [J]. Annals of surgery, 2000, 231（5）: 743-751.

[10] BRULS J, SIMONS M, OVERBEEK L I, et al. A national population-based study provides insight in the origin of malignancies metastatic to the ovary [J]. Virchows archiv: an international journal of pathology, 2015, 467（1）: 79-86.

[11] CHAO Z, WENBIN H, JINYU H, et al. Effects of metastasectomy and other factors on survival of patients with ovarian metastases from gastric cancer: a systematic review and meta-analysis [J]. Journal of cellular biochemistry, 2019, 120（9）: 14486-14498.

[12] CHEN C, GE X, ZHAO Y, et al. Molecular alterations in metastatic ovarian cancer

from gastrointestinal cancer [J]. Frontiers in oncology, 2020, 10: 605349.

[13] CHEN H Y, TAN Y, CAI S H, et al. The role of SDF-1 and its receptor CXCR4 in tumor metastasis [J]. Sheng wu yi xue gong cheng xue za zhi, 2007, 24 (5): 1180 -1183.

[14] CHI D S, ZIVANOVIC O, LEVINSON K L, et al. The incidence of major complications after the performance of extensive upper abdominal surgical procedures during primary cytoreduction of advanced ovarian, tubal, and peritoneal carcinomas [J]. Gynecologic on cology, 2010, 119 (1): 38 -42.

[15] COLEMAN R E. Skeletal complications of malignancy [J]. Cancer, 1997, 80 (suppl): 1588 -1594.

[16] CURTIS C D, LIKHITE V S, MELEOD I X, et al. Interaction of the tumor metastasis suppressor nonmetastatic protein 23 homologue H1 and estrogen receptor alpha alters estrogen-responsive gene expression [J]. Cancer Research, 2007, 67 (21): 10600 -10607.

[17] DITTMAR T, HEYDER C, GLORIA-MAERCKER E, et al. Adhesion molecules and chemokines: the navigation system for circulating tumor (stem) cells to metastasize in an organ-specific manner [J]. Clinical experimental metastasis, 2008, 25 (1): 11 -32.

[18] ELENA N, SANDRA A, TIFFINEY R, et al. HEF1-dependent aurora a activation induces disassembly of the primary cilium [J]. Cell, 2007, 129 (7): 1351 -1363.

[19] ENG O S, RAOOF M, BLAKELY A M, et al. A collaborative surgical approach to upper and lower abdominal cytoreductive surgery in ovarian cancer [J]. Journal of surgical oncology, 2018, 118 (1): 121 -126.

[20] FONG Y, COHEN A M, FORTNER J G, et al. Liver resection for colorectal metastases [J]. Journal of clinical oncology, 1997, 15 (3): 938 -946.

[21] FONSECA A Z, SANTIN S, GOMES L G, et al. Complications of radiofrequency ablation of hepatic tumors: frequency and risk factors [J]. World journal of hepatology, 2014, 6 (3): 107 -113.

[22] GAO W, GUO Z, ZHANG X, et al. Percutaneous cryoablation of ovarian cancer metastasis to the liver: initial experience in 13 patients [J]. International journal gynecological cancer, 2015, 25 (5): 802 -808.

[23] GASPARRI M L, GRANDI G, BOLLA D, et al. Hepatic resection during cytoreductive surgery for primary or recurrent epithelial ovarian cancer [J]. Journal of cancer research and clinical oncology, 2016, 142 (7): 1509 -1520.

[24] GOERING J D, MAHVI D M, NIEDERHUBER J E, et al. Cryoablation and liver resection for noncolorectal liver metastases [J]. American journal of surgery, 2002, 183 (4): 384 -389.

[25] HALKIA E, EFSTATHIOU E, SPILIOTIS J, et al. Management of diaphragmatic

peritoneal carcinomatosis: surgical anatomy guidelines and results [J]. Journal of B. U. ON, 2014, 19 (1): 29 - 33.

[26] HARVEY J R, MELLOR P, ELDALY H, et al. Inhibition of CXCR4-mediated breast cancer metastasis: a potential role for heparinoids [J]. Clinical cancer research, 2007, 13 (5): 1562 - 1570.

[27] HO A S, PICUS J, DARCY M D, et al. Long-term outcome after chemoembolization and embolization of hepatic metastatic lesions from neuroendocrine tumors [J]. American journal of roentgenology, 2007, 188 (5): 1201 - 1207.

[28] ILAN B, ZIPI B-H, ETTIE P, et al. Preoperative clinical and radiological features of metastatic ovarian tumors [J]. Archives of gynecology and obstetrics, 2013, 288 (3): 615 - 619.

[29] ISABEL A C, ADRIANA R G, JORGE C P, et al. Metastatic ovarian tumors: a clinicopathologic study of 150 cases [J]. Analytical and quantitative cytopathology and histopathology, 2013, 35 (5): 241 - 248.

[30] KAKUSHIMA N, KAMOSHIDA T, HIEAI S, et al. Early gastric cancer with Krukenberg tumor and review of cases of intramucosal gastric cancers with Krukenberg tumor [J]. Journal of gastroenterology, 2003, 38 (12): 1176 - 1180.

[31] KAMEL S I, DE JONG M C, SCHULICK R D, et al. The role of liver-directed surgery in patients with hepatic metastasis from a gynecologic primary carcinoma [J]. World journal of surgery, 2011, 35 (6): 1345 - 1354.

[32] KARAOSMANOGLU A D, ONUR M R, SALMAN M C, et al. Imaging in secondary tumors of the ovary [J]. Abdominal radiology (New York), 2019, 44 (4): 1493 - 1505.

[33] KARUNA G, SHAR R H, EFSEVIA V, et al. Clinical and genetic determinants of ovarian metastases from colorectal cancer [J]. Cancer, 2017, 123 (7): 1134 - 1143.

[34] KODAYASHI K M, DAI S, YUTAKA Y, et al. Novel classification of ovarian metastases originating from colorectal cancer by radiological imaging and macroscopic appearance [J]. International journal of clinical oncology, 2020, 25 (9): 1 - 9.

[35] KOO B H, OH D, CHUNG S Y, et al. Deficiency of von Willebrand factor-cleaving protease activity in the plasma of malignant patients [J]. Thrombosis research, 2002, 105 (6): 471 - 476.

[36] KOYAMA T, MIKAMI Y, SAGA T, et al. Secondary ovarian tumors: spectrum of CT and MR features with pathologic correlation [J]. Abdominal imaging, 2007, 32 (6): 784 - 795.

[37] LIANG Z, WU H, REDDY S, et al. Blockade of invasion and metastasis of breast cancer cells *via* targeting CXCR4 with an artificial microRNA [J]. Biochemical and biophysical research communications, 2007, 363 (3): 542 - 546.

[38] LIAO J, MCCAULEY L K. Skeletal metastasis: Established and emerging roles of

parathyroid hormone related protein (PTHrP) [J]. Cancer metastasis reviews, 2006, 25 (4): 559 -571.

[39] LI S Q, ZHANG K C, LI J Y, et al. Establishment and validation of a nomogram to predict the risk of ovarian metastasis in gastric cancer: Based on a large cohort [J]. World journal of clinical cases, 2020, 8 (19): 4331 -4341.

[40] LIU B, HUANG G, JIANG C, et al. Ultrasound-guided percutaneous radiofrequency ablation of liver metastasis from ovarian cancer: a single-center initial experience [J]. International journal of gynecological cancer, 2017, 27 (6): 1261 -1267.

[41] LI Y, COZZI P J. Targeting uPA/uPAR in prostate cancer [J]. Cancer treatment reviews, 2007, 33 (6): 521 -527.

[42] LUNA-ABANTO J, GARCÍA RUIZ L, LAURA MARTINEZ J, et al. Liver resection as part of cytoreductive surgery for ovarian cancer [J]. Journal of gynecologic surgery, 2020, 36 (2): 70 -75.

[43] MOWEPS E E, SAHRIFI M N, MACLEOD K F. Autophagy in cancer metastasis [J]. Oncogene, 2017, 36 (12): 1619 -1630.

[44] NEUMANN U P, FOTOPOULOU C, SCHMEDING M, et al. Clinical outcome of patients with advanced ovarian cancer after resection of liver metastases [J]. Anticancer research, 2012, 32 (10): 4517 -4521.

[45] OGDEN J J, XIE H, MARKS R S, et al. Two cases of Krukenberg tumors from ALK-rearranged lung adenocarcinoma: an uncommon site of metastasis [J]. Journal of thoracic oncology: official publication of the international association for the study of lung cancer, 2019, 14 (10): e229-e230.

[46] PALMA D A, OLSON R, HARROOW S, et al. Stereotactic ablative radiotherapy versus standard of care palliative treatment in patients with oligometastatic cancers (SABR-COMET): a randomised, phase2, open-label trial [J]. Lancet, 2019, 393 (10185): 2051 -2058.

[47] PEACE A, LI DESTRI G, AMORE F F, et al. A rare case of Krukenberg tumor by gallbladder cancer [J]. Annals of medicine and surgery (2012), 2019, 47: 50 -52.

[48] PETRU E, PICKEL H, HEYDARFADAI M, et al. Nongenital cancers metastatic to the ovary [J]. Gynecologic oncology, 1992, 44 (1): 83 -86.

[49] POTTERS L, KAVANAGH B, GALVIN J M, et al. American Society for Therapeutic Radiology and Oncology (ASTRO) and American College of Radiology (ACR) practice guideline for the performance of stereotactic body radiation therapy [J]. International journal of radiation oncology, biology, physics, 2010, 76 (2): 326 -332.

[50] RODRIGUEZ N, MILLER A, RICHARD S D, et al. Upper abdominal procedures in advanced stage ovarian or primary peritoneal carcinoma patients with minimal or no gross residual disease: an analysis of Gynecologic Oncology Group (GOG) 182 [J]. Gynecologic oncology, 2013, 130 (3): 487 -492.

[51] RUBINAKY B. Cryosurgery [J]. Annual review of biomedical engineering, 2000, 2: 157-1587.

[52] RUSSELL J S, SAWHNEY R, MONTO A, et al. Periprocedural complications by Child-Pugh class in patients undergoing transcatheter arterial embolization or chemoembolization to treat unresectable hepatocellular carcinoma at a VA medical center [J]. American journal of surgery, 2010, 200 (5): 659-664.

[53] SCAIFE C L, CURLEY S A. Complication, local recurrence, and survival rates after radiofrequency ablation for hepatic malignancies [J]. Surgical oncology clinics of North America, 2003, 12 (1): 243-255.

[54] SHIBATA T, IIMURO Y, YAMAMOTO Y, et al. Small hepatocellular carcinoma: comparison of radio-frequency ablation and percutaneous microwave coagulation therapy [J]. Radiology, 2002, 223 (2): 331-337.

[55] SUNG H, FERLAY J, SIEGEL R L, et al. Global Cancer Statistics 2020: GLOBOCAN estimates of incidence and mortality worldwide for 36 cancers in 185 countries [J]. CA: a cancer journal for clinicians, 2021, 71 (3): 209-249.

[56] TANG C H, TAN T W, FU W M, et al. Involvement of matrix metalloproteinase-9 in stromal cell-derived factor-1/CXCR4 pathway of lung cancer metastasis [J]. Carcinogenesis, 2008, 29 (1): 35-43.

[57] VANSANT C, WANG G, ANDERSON MG, et al. Endothelin signaling in osteoblasts: global genome view and implication of the calcineurin/NFAT pathway [J]. Molecular cancer therapeutics, 2007, 6 (1): 253-261.

[58] VOGL T J, MACK M G, BALZER J O, et al. Liver metastases: neoadjuvant downsizing with transarterial chemoembolization before laser-induced thermotherapy [J]. Radiology, 2003, 229 (2): 457-464.

[59] VOGL T J, NAGUIB N N, LEHNERT T, et al. Initial experience with repetitive transarterial chemoembolization (TACE) as a third line treatment of ovarian cancer metastasis to the liver: indications, outcomes and role in patient's management [J]. Gynecologic oncology, 2012, 124 (2): 225-229.

[60] WAI P Y, KUO P C. Osteopontin: regulation in tumor metastasis [J]. Cancer metastasis reviews, 2008, 27 (1): 103-118.

[61] WANG M, ZHOU J, ZHANG L, et al. Surgical treatment of ovarian cancer liver metastasis [J]. Hepatobiliary surgery and nutrition, 2019, 8 (2): 129-137.

[62] WANG P, FAN Y, LU L, et al. NIR-II nanoprobes in-vivo assembly to improve image-guided surgery for metastatic ovarian cancer [J]. Nature communications, 2018, 9 (1): 1-10.

[63] YANG S, DU J, WANG Z, et al. BMP-6 promotes E-cadherin expression through repressing deltaEF1 in breast cancer cells [J]. BMC Cancer, 2007, 7 (1): 211-213.

[64] YAO S, WANG L, TIAN X, et al. Lung adenocarcinoma with metachronous ovarian metastasis: a long survival case report [J]. BMC women's health, 2021, 21 (1): 152.

[65] YEGYA-RAMAN N, CAO CD, HATHOUT L, et al. Stereotactic body radiation therapy for oligometastatic gynecologic malignancies: A systematic review [J]. Gynecologic oncology, 2020, 159 (2): 573-580.

[66] YOUNG R H. From Krukenberg to today: the ever present problems posed by metastatic tumors in the ovary: part I. Historical perspective, general principles, mucinous tumors including the krukenberg tumor [J]. Advances in anatomic pathology, 2006, 13 (5): 205-227.

[67] ZHUO S, ZHOU J, RUAN G, et al. Percutaneous microwave ablation versus surgical resection for ovarian cancer liver metastasis [J]. International journal of hyperthermia, 2020, 37 (1): 28-36.